愛・延續 **50** 載

香 港 器 官 捐 贈 及 移 植 口 述 歷 史

策劃及編著：香港器官移植基金會

整理及撰文：馬少萍

香港器官移植基金會簡介

香港器官移植基金會由何繼良醫生與一群專業人士於2014年創立,在香港政府註冊成為認可慈善機構,屬非政府組織。基金會致力支援器官衰竭病患者、器官捐贈者及其家屬的需要,以及推動器官捐贈文化。基金會透過舉辦不同教育活動、編寫教材,以提升公眾,特別是年輕人,對器官捐贈的認識和關注,協助他們建立對器官捐贈的正確價值觀,推動器官捐贈登記,期望達到提升捐贈率。

基金會致力透過學校教育推動器官捐贈,於2016年為本港高中編寫了首套以器官捐贈為專題的高中通識科教材套,名為「器官捐贈 · 以愛承傳」,以深入淺出的方法,教育新一代正確的器官捐贈知識及觀念。

為了進一步喚起中學生對器官捐贈的關注,基金會於2017至2018年度,舉辦了首屆「生命 Teen 使」成長計劃,透過舉辦標語創作及社區推廣活動比賽,培育中學生成為「生命 Teen 使」,協助他們了解器官捐贈的意義,向親友傳遞正確的信息,攜手推廣器官捐贈。計劃吸引了超過三十間中學參加。

基金會於2018至2019年再接再厲,與香港電台第一台合辦「愛 · 延續」全港中學生短片創作比賽,讓年輕一代發揮創意,製作具感染力的短片,期望將器官捐贈的大愛精神帶到社會每一個角落。

此外,基金會亦著重公眾教育,為本港不同學校、組織及團體,舉辦超過一百場器官捐贈專題講座。

適逢香港器官移植歷史今年踏入五十周年,基金會與香港浸會大學歷史系合作,籌備「香港器官捐贈及移植口述歷史計劃」,由香港浸會大學學生,聯同伊利沙伯中學、協恩中學及華英中學學生,訪問十八位來自不同界別的器官捐贈及移植的持份者,透過了解他們的經歷及面對的挑戰,重整這段歷史的來龍去脈,並以此出版口述歷史書籍,讓器官移植及捐贈的里程碑重現公眾眼前,與大眾一起探究器官捐贈的意義。

序一

　　全球首宗人體器官移植手術 1954 年在美國進行，當時 Dr. Joseph E. Murray 為一對孿生兄弟進行活體腎臟移植手術。於 1969 年，即十五年後，梁智鴻醫生與團隊成就了本港首宗遺體腎臟移植手術，為香港器官移植歷史揭開序幕。此後醫療技術發展一日千里，心臟、肺部及肝臟移植手術亦相繼展開，挽回無數在生死邊緣徘徊的病人性命，讓他們得以與家人重聚，活出精彩人生。

　　今年香港器官移植歷史踏入五十周年，這些年來，每次目睹曾經病危的病人接受移植後康復，甚至在運動場上大展身手，我也非常感觸。近年社會大眾對器官移植的認識有所增加，惟受傳統思想等不同因素影響，願意捐贈器官的人數仍然停滯不前，截至 2018 年，每一百萬人中，僅六點七人於離世後捐出器官，遠遜不少歐美地區，造成捐贈數目與病人需求之間的巨大缺口，部份病人因等不及合適器官移植而離世。

　　事實上，每一宗器官移植手術來之不易。每當我們看新聞報導，為急需器官移植病人焦急，或為成功接受移植的病人興奮之時，曾否細心思考過一宗器官移植手術是如何得以成功的？昔日一群器官移植先驅，又如何摸著石頭過河，開展不同移植手術？

　　器官移植在港開展半世紀以來，除了政府在政策及資源上配合外，每一名離世者捐贈器官遺愛人間的背後，確實有賴醫護團隊、器官捐贈聯絡主任、臨床心理學家等多方面的努力，才能促成這件人間美事，讓垂危的病人得以重獲新生。

　　香港器官移植基金會於 2017 年底，與香港浸會大學歷史系合作開展「香港器官捐贈及移植口述歷史計劃」，透過邀請多名重量級人物接受訪問，細說器官移植及捐贈的發展過程，並從不同的角度出發，道出箇中面對的困難，同時亦提出獨到的見解。這些珍貴的資料，並非輕易從一般學術文章可以發掘得到。讀者閱讀這本書時，恍如置身歷史現場，細味每一個鮮為人知、觸動人心的故事。

這個手法，在香港器官移植和捐贈這題目上，無疑是一次新嘗試。我希望藉此將一個醫療議題，以比較生動及趣味性的方式呈現，讓大眾從多角度了解器官捐贈及移植的相關事宜，體會箇中意義，再化成種子，將這個大愛信息傳播開去。

今次計劃秉持基金會透過教育推廣器官捐贈的信念，由香港浸會大學學生擔任組長，分別帶領伊利沙伯中學、協恩中學及華英中學學生負責訪問，從中汲取知識，探究器官捐贈的意義。在訪問之後我們舉辦了成果分享會，同學們在會上講述對器官捐贈的認識和理解，對不同個案的體會，重新思考生命的看法，令我深受感動，更讓我堅信器官捐贈必須要從教育開始，才能在文化上作出改變。

在此，我衷心感謝每一名受訪者，及曾為這本書出一分力的有心人。

最後，我希望藉這本書悼念突然離世的其中一名受訪者林言臻。被譽為「小飛魚」的她，在十三歲之齡接受心臟移植後，與家人共度不少難忘時光，更重新投入水世界。她積極面對人生的態度，讓我留下深刻印象。聽到她離開的消息，我實在非常痛心。言臻，我們永遠懷念你！

香港器官移植基金會創辦人及創會主席
何繼良醫生

序二

香港在器官移植的世界版圖上確實佔有一個重要地位。遠在1996年5月9日，香港大學肝臟移植團隊在瑪麗醫院成功進行了全世界首宗成人右肝活體肝移植手術。這項突破源於這個地域只有極少數病人被確診腦幹死亡而可以捐贈器官，導致眾多病人無法等到合適屍體肝臟移植而離開人世。

在過去半世紀，華南地區乙型肝炎帶病率高達百分之十至十四，因此出現了不少肝衰竭及肝癌病例，當中個別病人需要接受肝臟移植才可康復。不幸的是香港器官捐贈者數目有限，一個又一個肝病人，因等不到離世者捐出肝臟，最終敵不過病魔而死去。

香港大學肝臟移植團隊於1996年首創之成人右肝活體肝移植手術，使用體積較大的「右肝」進行移植，解決了過往因左肝體積太小而未必足夠應用的問題。這項突破已成為肝衰竭或患有肝癌病人之最佳治療方法，並漸漸被世界各地廣泛應用，成功救活了成千上萬的嚴重肝病病人。

然而，在九十年代末，因用作移植的器官是從健康的活人身上取出，違反了醫學倫理的基本原則，醫學界自然對此負評如潮。這個潘多拉魔盒打開了，活體肝捐贈者所承受的手術，甚至死亡風險也隨之而來，雖然屬極之少數，但亦在所難免。

或多或少，活體肝移植成功的背後是源於香港極低的器官捐贈率。我一直深信，一個社會的民智與關愛程度，與器官捐贈率成正比，在短時間內提升地區的民智和改善器官捐贈文化絕非易事，並應要從中小學生教育做起。我也深信這關係是雙向的，讓我們一起推動器官捐贈，從一個獨特的層面提升民智和弘揚關愛，一起努力吧！

香港器官移植基金會副主席

陳詩正教授

PREFACE

目錄

前言：一個教育的實驗

古往今來，教育的使命是促進學生發掘知識、啟發學生領悟人生智慧；前者不易、後者更難。雖說生老病死是眾生必經的人生歷程，但應該如何從中領略人生的智慧？又可以怎樣使學生有所體驗？沒想到，我遇到一個十分難得的機會，更沒想到的是口述歷史把器官捐贈、器官移植與人生的體驗聯繫起來。

2017年春節，我與家人拜訪盧萬方老師，老師一家熱情款待，我們天南地北無所不談。席間，任教通識科的盧懷遠兄分析，器官捐贈將會成為香港中學文憑試通識科的熱門考試題目；我們亦討論了一些相關的政府措施以及社區的反應。我立時想到，日後若有以此為題的社區歷史專題研究，尋找合作的夥伴中學應該不會是一件難事。

近年，我對香港醫療歷史產生興趣，但卻一直忽略了這個重要問題。器官移植與器官捐贈是十分重要的課題，其中涉及的不單是醫療問題、更是公共政策；若是跳出「政策」，涉及尤其重要的是醫療科技、社會文化、道德價值、宗教和信仰等多個角度。這是醫療史的重要課題，從中反映出更廣泛的歷史問題。從另一角度而言，這個研究題目有助推動社區進一步認識器官捐贈，或可促成器官移植有更美好發展。及後，經郭偉聯兄的介紹，我認識了梁詩明博士和唐淑莊博士，我們均希望可以透過不同的學術研究、方法學等，進一步探討可如何廣泛推展器官捐贈的工作。經商討後，我們之間建立了彼此分工的默契，我以「口述歷史」為切入點，尋找合作夥伴、發展社區口述歷史項目。

環顧海外學術界以及全球多家醫療機構的發展，不難發現的是很多人士已經開展了口述歷史的計劃，以達致研究以及推廣公眾教育的目的。較具規模的有2008年美國器官移植醫生學會（American Society of Transplant Surgeons）1和2013年南澳洲

生命捐獻協會（DonateLife South Australia）2。前者主要訪問了第一代從事移植手術的醫護人員，記錄美國醫療史上器官移植外科的變化沿革，以鼓勵年輕人晉身這門專業，擴充參與器官移植救人助人的精神。後者則展開「口述歷史之旅」計劃，喚起公眾對器官捐贈的關注以及認識背後的理念和守則。至於非牟利組織方面，具有代表性的口述歷史項目是由 StoryCorps 和美國移植運動會（Transplant Games of America）於 2014 年合作進行的 3，訪談的成果交由美國國會圖書館（Library of Congress）作長期的保存。此外，加拿大器官移植協會（Canadian Transplant Association）亦組織了大型的生命故事分享（Profiles of Life）計劃。4

除了有關組織進行訪談和保存珍貴的紀錄外，另一個重要的方向是如何透過口述歷史教育學生進行研究器官移植的議題。以美國伊隆大學（Elon University）歷史系教授 Mary Jo Festle 為例，她設立研討班，讓參加的學生就器官移植，尤其是在肺部移植的相關議題進行研究，涉及的課題包括：需要肺移植的原因、器官移植的政策和道德困境等。值得注意的是，學生需接受嚴謹的口述歷史的培訓，讓他們採訪經過移植手術的人，成為參與討論議題的重要角色。訪談成果已經於 2012 年刊印成書。5 其他以同樣教育理念出發的項目則有美國明尼蘇達大學（University of Minnesota）醫學院的口述歷史計劃等。6

在香港，這方面的工作是有待發掘。當我們開展有關的探討，很快就取得香港器官移植基金會的支持，合作共同推展香港首次的器官捐贈及移植口述歷史計劃。基金會一向具有前瞻眼光，關注社會各界尤其是青年人對於器官捐贈及移植的認識。2016 年，基金會開發了一套適用於高中通識課程的教材套《器官捐贈：以愛承傳》（英文版：Organ Donation: The Legacy of Love）。我們考慮了多個問題後，決定是次計劃的規模限於十八位受訪者，人數雖然不多，但包羅不同層面以及不同發展階段，力求以較全面的角度處理這個課題。因為這個計劃難免涉及一些複雜的概念，所以我們

找來曾經參與社區口述歷史項目的夥伴中學，借助老師的經驗以便解決不同的問題。我們很高興取得華英中學、伊利沙伯中學以及協恩中學的積極回應，並於2018年1月開始推行。

我們開展有關工作的進程如下。1月，我們進行背景研究、制定研究重點、規劃進度，物色受訪者、訓練大學生以及逐步分配不同研究的任務。2月，我們前往中學進行講座，討論有關器官捐贈的各種議題，招募有意參與是項計劃的中學生。之後，我們很快便組成了十八個小隊。三所中學各有六隊，每隊均由香港浸會大學的同學出任小組領袖，帶領他們一起搜集受訪者的背景資料，擬定訪問題目，預備訪問時使用的剪報資料、圖片、錄音器材等。3、4月，不同受訪者先後接受訪問。訪問後，同學共同製作逐字訪問抄本，撰寫個人的反思和感想等。4月11日，香港中學文憑試通識科開考，其中一條必答題是關於經濟補償器官移植的爭議。如此的巧合，不少參與的同學都感到訝異，心中暗想這個口述歷史研究竟然如此的「貼市」（或可說是「貼試」：即貼近考試，恰巧得像是考試的「貼士」）。無論如何，器官移植與他們又拉近多一步。5月5日，我們在香港浸會大學逸夫行政樓會議廳舉行了「香港器官捐贈及移植口述歷史計劃：學生訪問成果分享會」。分享會邀得香港器官移植基金會創會主席何繼良醫生、香港浸會大學周偉立副校長，以及醫院管理局聯網服務前總監張偉麟醫生致辭，除了分享他們對於器官移植和捐贈的看法，他們亦給予各參與同學很大的鼓勵。十八組同學先後報告他們研習的成果，有的說明器官移植在香港的發展歷史、有的討論推動器官捐贈的措施、有的講述令他們感動的故事，總之各形各色。難得的是部份受訪者撥冗出席，除了聆聽同學報告，在總結環節亦有發表勉勵人心的分享。會議讓同學彼此觀摩學習成果，既有個案的視角又可從十八個故事建構出一個整體的藍圖。我認為這是很好的總結。

雖然訪談階段結束了，但這並不意味同學對於有關器官捐贈及移植課題的思考就此完結。每所中學所訪問的六位人士，他們的

故事分別都可以說明器官移植在香港的發展歷史，鼓勵捐贈和促成移植的措施和政策，提供輔導，以及支援者、捐贈者與受贈者的經歷。換言之，每所參與的中學都具備了頗為完整的資料，可以按照實際情況在校內進一步開展有關課題的討論。此外，有老師告知，有曾參與是項計劃的同學以香港器官捐贈及移植為題，完成其高中通識科的「獨立專題探究研習」。

　　當讀者繼續翻閱本書往後的內容時，請大家注意：這不是一件學生向老師交差的習作，而是一次具有深刻教育意義的生命相遇之體驗。或許，同學已經向家人及親友介紹器官捐贈的意義，鼓勵更多人登記加入捐贈者的行列。又或許，同學以「登記為捐贈者」為他十八歲生日禮物，回饋社區。各位讀者，你又如何呢？

香港浸會大學歷史系副教授

黃文江

1 —— 詳見 Chimera Chronicle Profiles　2018. American Society of Transplant Surgeons，於 2019 年 2 月 24 日擷取自網站：http://bit.ly/2VF6iWP

2 —— 詳見 ORAL HISTORY AND A HISTORY TRIP.2013. The transplantation Society. Australia. 於 2019 年 2 月 24 日擷取自網站：http://bit.ly/2Wh86JD；另見 Donate Life Book of Life. 2018. Australian Kidney Exchange Program. The Organ and Tissue Authority. Australian Government. 於 2019 年 2 月 24 日擷取自網站：http://bit.ly/2QfxdqV

3 —— 詳見，Ryan , Bill. 2013. StoryCorps and Transplant Games of America Announce Collaboration for 2014 Games. 於 2019 年 2 月 24 日擷取自網站：http://bit.ly/2wbdwXZ

4 —— 詳見，Organ Donation, Profiles of Life. 2014. Canadian Transplant Association. 於 2019 年 2 月 24 日擷取自網站：http://bit.ly/2JA36do

5 —— 詳見，Oral History of Lung Transplantation the project. 2002. Elon University's Committee on Human Participants in Research. 於 2019 年 2 月 24 日擷取自網站：http://bit.ly/2QgNlsr；另見 Festle, Mary Jo. 2012. Second Wind: Oral Histories of Lung Transplant Survivors Palgrave Studies in Oral History. New York: Palgrave Macmillan.

6 —— 詳見 AHC oral history project. 2014. University of Minnesota. 於 2019 年 2 月 24 日擷取自網站：http://bit.ly/2QfHT8T

1

開拓者與歷史發展

從 1969 年說起

梁智鴻｜泌尿外科醫生

訪談日期： 2018 年 4 月 18 日

訪談學生： 劉栢倫、黃靖詩 / 香港浸會大學

丘悅、白曉穎 / 華英中學

1954 年美國的 Dr. Murray 進行首宗活體腎臟移植，
捐贈者和受贈者是一對孿生兄弟，所需的配對脗合
度高，沒有出現排斥，成為全球第一宗成功的器官
移植個案。十五年後，梁智鴻醫生與團隊在瑪麗醫
院進行本港首宗屍腎移植手術，為末期腎衰竭病人
帶來希望，亦揭開香港器官移植的歷史一頁。

1969年1月8日，三十九歲的腎衰竭病人吳浩彬，在洗腎一年多後，終於獲得一名十九歲去世的女子捐出腎臟，當年有份參與操刀團隊的梁智鴻醫生，憶述差不多半個世紀前的歷史片段：「當所有血管駁好，我們便放鉗讓血液流過，希望有尿液出來，因為當血液流過後，腎臟便會開始運作，如果它是健康的，當運作到一定程度時，尿液便會噴出來。」當第一滴尿順利排出後，「不只醫生，坐在旁邊目睹手術的人也很開心，因為這是香港第一宗成功的腎臟移植手術。」

病人進展良好，同年2月獲准回家過年，之後卻出現腎炎，當時醫療團隊以為病源和本身的腎臟有關，遂於2月尾進行第二次手術切除原有的腎臟；同年10月，病人出現排斥，翌年6月離世。

「當時醫學未有現時先進，我們需要利用很多激素去壓抑病人的排斥能力，亦即代表將他的抗疫能力降低，當時我們團隊未有摸清這些方法，所以排斥是意料之內的事，但醫學發展至今，排斥的事情已能夠控制得到……當時我們最希望大家知道，換器官是可以救人，讓他們回復正常生活，從而鼓勵更多人出來捐器官。」

源於不忍病人受苦

梁智鴻1962年畢業於香港大學醫學院，其後便在瑪麗醫院的外科工作，1962至1978年同時在醫學院外科學系任教，之後轉向私人執業至今。他說大約在1965年，瑪麗醫院為急性腎衰竭的病人引進一部洗腎的儀器，將病人的血抽到洗腎機，洗乾淨後再運回身體，取代變差的腎臟功能。

梁智鴻形容當年的洗腎做法非常不理想，每次要等到病人的尿毒素達到很高的指數時，才去洗腎，而病人在等待下次洗腎的過程亦很辛苦；加上他認為這不是長遠的方法，因為「腎臟的功能很多，不單單是排泄廢物。」故此團隊都有想想其他辦法，希望病人能回復正常生活，免受洗腎之苦。

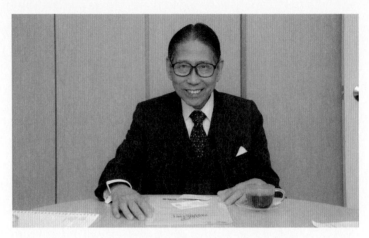

梁智鴻醫生於1969年參與全港首宗腎臟移植手術，見證本港器官移植五十年來的發展。

　　「當時美國已經進行過換腎手術，發覺原來是可行的，腎臟和病人的身體能配合得好⋯⋯孿生兄弟的身體基本是完全一樣，所以沒有排斥。換句話來說，技術上是可行，但是對於排斥現象則需要更多的理解。」所謂排斥，情況有點像捐血，「你捐血給我，但我們的血型不相符，或血液內的成分不配合，我身體會有排斥，並會有不同的反應，這是我們最擔心的事。」

　　梁智鴻其後在醫學院展開相關的研究。由於從未做過換腎手術，也不可以拿病人作白老鼠，便以狗隻作實驗。「手術是在無菌的環境下進行，我們是當正式手術看待，」並需要為這研究領取牌照，「每隻狗都是真真正正啟蒙我們」。

拿捏缺血時間

　　作為外科醫生，梁智鴻說腎臟移植手術不算太困難，「只需接駁兩條血管和一條輸尿管而已⋯⋯當然我們不能在過程中出錯，例如血管要駁得準確，在接駁後不能有滲漏血液的情況，」反而是

「預備功夫和手術後如何控制排斥才最重要」。

所謂預備功夫，是指「需要多久才能從捐贈者取出器官，並拿去急凍，那個時間最難拿捏。」他解釋，器官拿出來要經過兩個階段，分別是熱缺血時間（Warm Ischemic Time）和冷缺血時間（Cold Ischemic Time）。

「器官一拿出來是溫暖的，這個階段愈長的話，器官愈容易變壞，因為當器官離開身體沒有血液到達時，裡面的酵素便會衝擊器官——這個叫熱缺血時間，所以要最短。而冷缺血時間就是器官拿出來後，用一些冰凍的藥水將血液沖走，然後將器官雪藏，這個時間較長也可。」

一般而言，「熱缺血時間不應超過三十分鐘，所以過程十分趕急，因為取出器官時有兩條血管需要切斷，要很清楚解剖後才能拿出來。」而冷缺血時間則由半小時至一小時左右。

當時進行移植手術要面對的一個挑戰，是社會未接受以腦死亡作為死亡準則，一般以心臟停頓作為死亡參考指標，亦即捐贈者心臟停止跳動才開始動手術，「那時他的血壓不斷下跌，血液循環也不好，所以拿出器官時，狀況也不太健康。」當時「醫生要差不多二十四小時伴隨在病人身旁，因為不知道他的心臟何時會停，若心臟停的時間太長，器官就會失去用途。」

本港目前已隨外國採用腦死亡作為醫學上捐贈器官的準則，亦即病人腦幹功能已喪失以致無法恢復的狀態，只能以藥物及維生儀器維持殘餘心跳和呼吸。梁智鴻解釋腦死亡者仍有殘餘心跳，捐贈的器官仍然健康。

選擇第一位病人

梁智鴻與當時的團隊經過多番嘗試後，成功為狗隻進行腎臟移植手術，瑪麗醫院其後批准在人體進行移植手術。在眾多洗腎病人中，吳浩彬終成為首位接受移植的病人，除了血型配合外，「最

重要是他並無其他併發症，只是腎功能欠佳，加上他比較年輕，而他又願意，因為某程度上，病人也會覺得自己是白老鼠，所以不是每個人都願意。」

至於病人對器官移植有多少理解，梁智鴻說：「我們一定有作解釋，但坦白說，在1969年病人問換了器官之後會如何，我們也回答不到，因為我們也沒有經驗。」

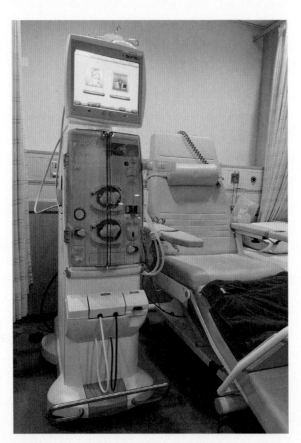

患腎衰竭的病人在等候換腎時，要利用洗腎儀器進行洗血。

由於當時沒有手提電話，病人只能在家裡乾等，「打電話給他

說可能有腎適合，但到時又未必適合；當時病人只好立即到醫院，但到了醫院，發覺別人不肯捐，只好回家。」這樣來來回回折騰多次，病人在 1 月 8 日終於得到有心人捐贈器官。

保留全屍習俗

這次器官捐贈來得不易，因為「中國人要保留全屍下葬的風俗……難以在分秒間消除」；而且適合的器官也要符合一定的條件，「假如這個人已經有癌症，或有長期患病，去世後的器官是不會用的。」適合的捐贈者多是因交通意外或其他事故造成的傷亡，在這種情況下，「家屬在最危急時最想救活自己的家人，但你們卻走過來向我拿取器官，他們不憤怒才奇怪，」甚至「會質疑醫生會否為了拿取別人的腎而不救活病人。」

梁智鴻說自己理解家屬的想法，所以即使曾被家屬動手打，也沒有責怪對方。「我依稀記得那是個年輕女孩，大約十多二十歲，上學途中遇到交通意外，送到瑪麗醫院，我就大膽問捐不捐器官，她的兄長一拳向我打來，罵我說：『我要你救這個病人，不是要你救第二個病人！』」

當年還沒有器官捐贈聯絡主任一職，勸捐工作落在移植醫生身上，梁智鴻當年說服了另一對父母捐出女兒的腎臟，造就香港第一宗腎臟移植手術。「人有很多種，但拒絕捐贈器官的，並不代表他們自私……有些家屬心情平靜下來……他也知道你取了器官出來救了第二個人，某程度上，那人的生命是延續在另一人身上。」

活體移植風險高

第一次移植手術由三位泌尿外科醫生組成的團隊負責，從摘取器官到移植至病人身上，都是由同一隊醫生操刀，整個過程用了三至四個小時。為避免出現利益衝突，負責證明病人死亡的是移植

手術外的另一組醫生，一般都是心臟科醫生。

正當香港完成首宗屍腎移植手術，在差不多時間的1月9日早上，台灣的台大醫院繼1968年後進行第二次活腎移植，兩次同樣都是父子關係。梁智鴻明白活體移植的成功率高，但風險亦高，「我們當時想著器官移植應該用屍腎，而沒有想過用活人的腎臟⋯⋯別忘記捐贈者是個健康的人，一有差錯就不行了。」用活體器官，其實在多方面也有壓力，捐的人有，受的人也有，醫生都有，「醫生在一個身體無恙的人身上割除器官，不能擔保不做錯任何事情，捐贈者可能有併發症，移植器官給受贈者時有差錯，就浪費了器官。」

提出「預設默許」制度

1969至1978年的九年間，只有二十四宗移植個案；而梁智鴻即使於1978年離開公營體系，仍然積極推廣器官捐贈。鑑於香港捐贈率一直很低，所以當他在1988年循功能組別當選立法局議員後，便在翌年的議會上提出「預設默許」（Opt Out）制度。「這個系統假定每個人死後都同意捐贈，若你不同意便簽紙表示不同意。」

「當時有兩個組織鼓勵器官捐贈，都是我擔任主席⋯⋯看見新加坡推行 Opt Out 成功，所以我們支持這個制度。」他說當年提出時遇到很多反對聲音，「很多人說選擇與否是自己的人權，不捐就是不捐，但我認為這跟人權無直接關係，因為你可以選擇不捐贈⋯⋯世界上不少地方亦採用此系統，而且頗成功，如北歐、瑞士等國家。」但議案最後不被接納。

見證器官移植走過的日子，今天還有操刀的梁智鴻說，這五十年來整個醫療發展進步了很多，「今時今日，我們可以用腦死亡（作為死亡準則），從病人身上拿取器官，器官一定更健康；今時今日我們所有抗排斥藥都全部進步了；現時接受捐贈的病人，全

部都可以長期正常地（生活），和以前不同，（那時）我們需要擔心病人何時會排斥，何時器官會沒用。」但他認為今天更重要的，始終是整個社會對器官捐贈的概念。

「人已經死了，死後的器官已沒有用，為何不捐贈他人？！」

華英中學　丘悅　白曉穎

梁智鴻醫生栩栩如生地講述五十年前首次腎臟移植的面貌。憑著他們那一輩的努力，器官捐贈在香港才有往後發展的機會。香港原來不缺乏相關的醫療技術。或許，中國人傳統的觀念拖慢了器官捐贈發展步伐。展望未來，我們要身體力行支持器官捐贈，讓有需要的人得到幫助。

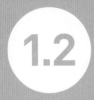

1.2 1991 由零開始

范上達｜外科專科醫生

訪談日期： 2018 年 4 月 10 日

訪談學生： 陳榕燕、邱少玲 / 香港浸會大學

黃愷霖、鄺曉芊、湯念恩 / 協恩中學

繼 1969 年腎臟移植的二十二年後，香港在 1991 年
開創肝臟移植手術，由香港大學醫學院的范上達教
授主理。范教授再於 1993 年進行活體肝臟移植，
1996 年更全球首創右肝活體移植，突破傳統肝移
植的限制，轟動一時；之後亦不斷開展至跨血型、
一肝分二及心肝同時移植等本地首例。因本港器官
捐贈數目不足，促使范教授與團隊多年來不斷在醫
學上尋求突破，研究不同方法幫助更多病人。

范上達教授說第一次肝臟移植手術歷時差不多二十小時，「從頭到尾只有我一人做這項手術，拿器官，放器官，都是由我一個人做的，當時並沒有一個指定醫生幫我……雖然有點困難，不過OK，最終也成功完成手術。」

今天香港的肝臟移植手術在國際上有一定的名聲，原來起首的步伐並不輕鬆。

「當時由零開始，做手術的儀器、經驗樣樣皆沒有，所以我們需要下很多的功夫。除了希望醫管局能支持外，我們內部亦需要很多裝備，最重要是手術室的設備要完善，自己亦要到外國學習；另外也要在實驗室用豬來實驗，練習技術。」

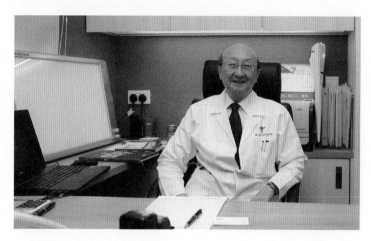

范上達教授與肝臟移植團隊不斷尋求突破，曾開創全球右肝活體移植先河，讓更多病人受惠。

香港肝炎患者眾多

范上達1976年畢業於香港大學醫學院，在瑪麗醫院工作時開始對肝臟科產生興趣，1987年決定加入港大擔任講師，同時繼續深造及做研究工作，更協助香港開展肝臟移植手術，「香港一向有很多肝病患者，主要因為肝炎。亞洲人較常患肝炎，尤其在以前的

年代，沒有藥物可醫治，很多人因為肝病末期而死亡，移植便能幫助這些人。」這項手術在當時發展較快，但亦面對較多困難，「那時我 pick up 都算是有較多的挑戰性」。

全球首宗肝臟移植成功個案在 1967 年由美國的 Dr. Starzl 操刀，而台灣於 1984 年作首例，香港直到九十年代才起步，「第一，我們沒有醫生肯去做，困難嘛；第二，沒有適合的儀器，基本上那時時機都未成熟，你要買很多東西，又要做很多籌備功夫，才能做到。」

在研究期間，范上達曾到美國訪問約四星期，主要是觀察別人如何做手術，之後回到香港，就在實驗室進行試驗。當時港大在沙宣道有個動物實驗室，他們從農場買來豬隻，「由一隻正常的豬身體取出肝，放在另一隻身上，直到有一隻豬在做完手術後，能站起來並行走，我們才覺得成功，才在人身上做，這個實驗做了差不多一年。」

選擇豬隻是因為牠與人的器官相似，手術操作又類近，實驗室團隊包括當年從內地來瑪麗醫院培訓的外科醫生，負責看守術後豬隻直到康復為止；並有技術員學習麻醉豬隻，「這部份相當考功夫」。

政府不撥款資助

「實驗了一段時間，技術也開始成熟，我們不能停留在豬隻身上，一方面浪費金錢，另一方面，時機亦差不多，政府口講幫忙，但遲遲都未有動作，我們只好自己站出來。」

原來當年手術需要很多儀器，包括血液體外循環機器和血液收集器，目的是減低做手術時病人的出血和輸血量，而范上達早在 1990 年已向政府申請撥款一百五十萬元，但不獲批准，團隊終在 1991 年 6 月向公眾發放事件，最後獲《東方日報》捐出所需金額。

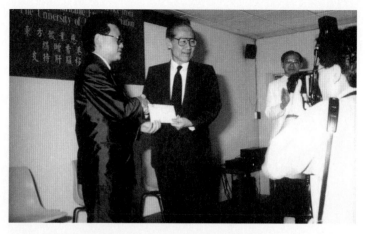

本港首宗肝臟移植手術所需資源龐大，東方報業於1991年捐贈一百五十萬元予瑪麗醫院添置四部儀器，並設有捐贈儀式。（受訪者提供）

　　瑪麗醫院亦在1988年增設了器官移植聯絡主任一職，負責聯絡捐贈者，范上達不需要像當年負責腎移植的梁智鴻般親自遊說病人家屬捐贈器官。

　　器官捐贈推行了多年，願意死後捐贈的人數依然很少，1990年只有十五人。翌年，一名被醫生證實「腦死亡」的三十三歲女士，家人願意捐出器官，成就首宗肝臟移植手術於1991年10月5日完成。那時醫學界已以腦幹死亡作為器官捐贈的準則。

患上心肌梗塞去世

　　病人是六十歲的李樹焜，患的是原發性的肝膽管收窄。團隊對病人的選擇很嚴謹，「第一，病人的其他器官要沒問題⋯⋯也要沒開過刀⋯⋯也不可以有肝炎。當時肝炎不能隨便做手術，因為沒有藥物可用。」范上達相信，在這種條件下，手術後的復發率會很低。

　　選擇沒開過刀的病人是怕他腹腔內有黏連，因為這樣手術難

做得多，血也會流得厲害，「若以今天的技術來說，就沒有甚麼問題……現在相對寬鬆了，即是病人覆蓋範圍大了，有腫瘤的、丙型、乙型肝炎的也可以進行手術，因為有藥物可用。」

　　手術完成後，病人康復進展良好，三星期後出院，之後肝臟一直沒問題，本來瘦弱的身子後來胖了不少，「當時我們沒有吩咐他減重和戒口」。後來病人患上心肌梗塞，手術後一年多去世。

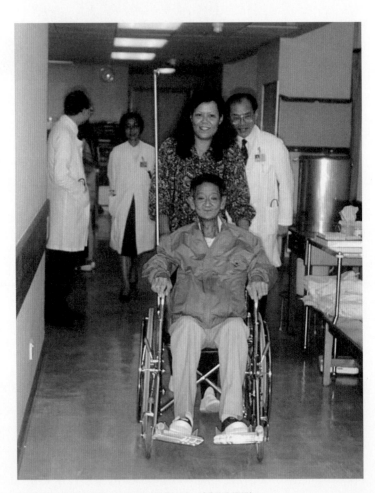

首宗肝臟移植病人李樹焜（前）術後康復出院。（受訪者提供）

雖然之前曾說過活肝移植難度很高，范上達完成了第一宗屍肝移植後的兩年，仍決定進行活肝移植，「始終器官不夠，沒有器官就幫不了人。很多人希望可以幫到親人，這或多或少提供了新器官（來源）。」

「當時已經有人做小孩子的近親移植手術，同樣也是 1991 年開始。開始時在澳洲成功了，之後日本也做了很多手術，我們也到過日本觀察這些手術，觀摩一下別人怎樣做。」

1993 年，范上達先進行小孩的手術，把大人的肝臟移植給小孩，「所切的肝臟很細小」；1994 年再做成年人之間的移植，當時是用左肝，一如國際間的常規，但他卻想到「左肝較細，如果受贈者的體形大，就做不了這項手術。」所以希望與團隊一起尋求突破，使用右肝進行活肝移植，「因為右肝較大，右肝大概是正常肝臟的六成左右，左肝則是四成。」

右肝移植開國際先河

但切除右肝面對的技術問題，國際間還沒有先例可依，只是這個想法一直在他的腦海中，「我知道每一步大概應該是怎樣做，不過實際操作遇到一些困難我解決不了。」當時主要面對靜脈接駁的問題，「我們做靜脈回流時，有兩條大血管是單獨接駁的，單獨駁的話，很多時都有一條血管不行，因為駁得不好。」最後想到的方法是把兩條血管在器官裡面就接駁在一起，然後才放進病人身體，之後發現回流變得很順暢，手術時間也變短了。

找到解決方案後，范上達等待適合的移植組合，「我們希望捐贈和受贈兩人身形差不多，或者用電腦掃描計算過肝的體積足夠受贈者的需要。」最後有一對兄弟，哥哥把肝臟捐給弟弟，成為 1996 年全球首宗右肝活體移植個案。

不過這件轟動的事件後來卻發生一段小插曲，原來范上達的團隊事前並沒有知會瑪麗醫院，之後被批評沒有經過醫院的倫理委員會批准，他的反應是「都做了，我也沒辦法，在我們來說，我們只是想幫人，對不對？我們又不是想出名，對不對？」後來記者收到消息向他們查詢，「基本上我沒有向報紙說，是傳媒來找我們，因為他們知道我們做了，才來找我們，才弄得要開記者招待會。」

對於是否進行活肝移植，范上達認為「始終都會有風險，即是都會有 0.5% 的死亡風險，始終有這個擔心。活人捐肝是好事，不過不要當它是很好的 source，即是器官的來源，最好的器官來源始終都是腦幹死亡的病人。」

2000 年范上達再將肝臟一分為二給兩名成人，成為亞洲首例。他指出這做法其實失敗機會頗高，很多移植中心不願做，因為技術上「你拿肝臟出來，不能把它暴露在室溫裡很久，要在短時間放回。」肝臟分開，意味其缺乏血液供應的時間增加，可以引起器官損傷，只是「我們要做這些所謂突破，因為器官不足。」

手術連做兩天

早期的肝臟移植手術多於晚上進行，做到第二天的傍晚才完成。范上達說因為當年的流程一般由器官移植聯絡主任早上跟家屬溝通，大概到黃昏時，若家屬答允捐贈便通知移植醫生，「我們擔心（家屬）改變主意，又擔心捐贈者情況不穩定，因為腦幹死亡的人血壓偏低，我們擔心器官功能不好，所以即使晚上，也會進行手術，大概十一、二時開始做，把器官取出來，已經是早上五、六時。」之後再繼續進行移植手術。

「現在情況比較好，捐贈者的血壓及呼吸可以用藥物和呼吸機保持穩定，直到早上再進行手術，對大家都好。」

2002年，威爾斯親王醫院因資源問題，無法接收一個屍肝，使病人失去換肝機會。2003年，醫管局關閉了威爾斯親王醫院的肝臟移植中心，此後只由瑪麗醫院負責換肝手術。

事件一度引起爭論，兩間教學醫院亦有所表態，范上達捲入其中。他指自己當年不斷被傳媒追訪，「的確當時說了一些不太適當的話」；但強調從沒參與過醫管局這個決定。重提這事，他認為「一個實際較好的情況，應該不要關閉，由得他們發展……（藉此）培訓人手，可以給予年輕人更多機會。」

2011年從港大退下來後，范上達在私家醫院曾進行兩宗活體肝臟移植，由於費用以百萬計，他相信肝臟移植始終還是由公共資源承擔。

從九十年代開始，范上達開拓了肝臟移植的不少領域，二十年不停地進出手術室，他卻說仍有遺憾：「始終都是一句，你幫不了很多人……需要器官移植的人真的很多，但是我們做的數目真的不是太多，那始終局限於可供移植器官的數目。」

協恩中學　湯念恩

范上達教授的訪問記錄了香港第一宗肝臟移植手術。是年為1991年，當時無論是醫療設備或是社會接受程度，對醫護人員都是極大的挑戰。一路走來，我們不難想像醫護人員默默付出了多少努力，才能出現今天的進展。自己作為年輕人，我反思可以怎樣為香港器官捐贈出一分力？可以怎樣向家人親友呼籲？把愛傳揚，我盼望香港有更多人願意加入器官捐贈者的行列。

1.3 1992 ／ 95 再下兩城

趙瑞華｜心胸肺外科醫生

訪談日期：	2018 年 4 月 4 日
訪談學生：	顧志恒、彭宇彤 / 香港浸會大學
	劉寶儀、繆曉琦 / 伊利沙伯中學

九十年代是香港器官移植發展迅速的年代，肝臟移植後的一年，已故的莫志強教授於 1992 年在葛量洪醫院進行首宗心臟移植手術，換心「一哥」趙雲開先生活著至今二十多年。當年的副手趙瑞華醫生三年後成為部門主管，並在葛量洪醫院主理第一宗肺移植，令這在南港島一隅的醫院曾成為心肺移植重地。2008 年心胸外科遷往瑪麗醫院，趙瑞華醫生亦於 2005 年離開公營體系，目前在私營醫療機構行醫。

　　1992年12月18日，當趙瑞華醫生捧著從瑪麗醫院摘取的屍心，在葛量洪醫院手術室的一角步向手術枱時，每步就像千斤重似的——「這幾步很漫長，要慢慢走。」他不敢想像千辛萬苦將捐贈者的心臟放在三層冰袋中，然後再逐層剪開取出後，「這一刻會跌落地」的後果！

　　幸好一切順利，移植的心臟跳動一刻，大家叫了聲「好嘢」互相鼓勵，然後再觀察看它能否脫離心肺機獨立運作，這兩個畫面「是當時最令人興奮的」。

沒有其他選擇 *

　　趙瑞華1980年於香港大學畢業後，曾在瑪麗醫院工作，1985年加入葛量洪醫院的心肺外科部門，當時莫志強教授是部門主管。葛量洪醫院早在1968年開始第一宗開胸手術，而莫教授在八十年代末已想做心臟移植手術，趙瑞華說：「當時我們看到有些末期的心臟病人，已經沒有手術或藥物可以幫助他們，尤其是年輕的病人，除了心臟移植沒其他選擇。」

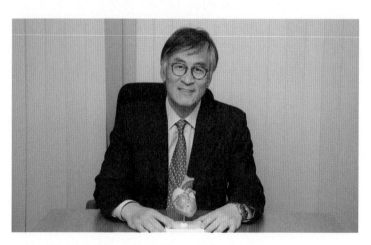

趙瑞華醫生曾參與本港首宗心臟移植及肺部移植手術，為器官移植歷史寫下重要一頁。

全球首宗心臟移植手術 1967 年在南非由 Dr. Barnard 負責，因為免疫系統問題，病人只存活了十八天；到了八十年代因為新的抗排斥藥環孢菌素 A 面世，美國等地開始心臟移植，但「因為在亞洲地區或華人社會，不太接受死後捐贈器官，所以有一定程度的困難。」加上「心始終是中國人眼中的靈魂，他可能捐肝、捐腎，但未必捐心，早期都是這樣。」

儘管如此，莫志強教授相信相關技術在外國已經步向成熟，於是開始部署。外科方面，趙瑞華被派到澳洲 St. Vincent's Hospital 培訓，並跟隨負責摘取心臟的小隊工作；至於內科醫生，則去到美國的史丹福大學，觀察手術前的篩選和護理，及術後如何照顧病人。

1989 年趙瑞華回港後，開始在動物身上做實驗，「那時葛量洪的天台有一間棄置的細屋，放著以前不用的心肺機……我們那時真的很原始，只有一張枱，但那不是手術枱。」他們根據動物實驗條例，找來流浪狗，並借助瑪麗醫院動物實驗室的技術員，幫助他們麻醉狗隻。他們一般會在星期六醫院不太忙碌時，在該處練習心臟移植手術的過程和掌握流程。至於為甚麼不像肝移植用豬來實驗，「因為豬貴」。

醞釀了一年多後，莫志強教授於 1991 年成立了心臟移植小組，並邀請其他設有心臟科的醫院，如伊利沙伯醫院等派代表一同開會。當一切準備妥當，便為轉介作心臟移植的病人進行篩選，訂立輪候名單，等候捐贈者。

心臟放在三層冰袋中

1992 年 12 月 18 日，一名二十一歲的年輕男子在一宗交通意外後宣告腦死亡，家人其後同意捐出器官。莫志強教授當天收到電話，便跟趙瑞華坐救護車到瑪麗醫院取心。

莫教授從捐贈者身上摘取器官後，趙瑞華將心臟小心翼翼放在注有攝氏四度冰水的透明膠袋內，用繩索好後再放進另一個冰水袋內，之後再放入第三個袋子，總共三層，三層外再加冰，然後捧著它回葛量洪醫院。

這時手術床上躺著五十歲的趙雲開，他被選中為受贈者，「第一看其緊急性，第二血型的脗合」，還有體重與捐贈者相差不多於10%。趙瑞華說，手術應該是莫教授與李惠真醫生一起做，他是第二助手。

在外國，由於心臟移植技術已成熟，可以有一隊醫療團隊準備做移植手術，另一隊負責摘取心臟，然後馬上移植至受贈者身上。作為第一次，「我們寧可慢，取心時要確定完全沒有問題，再幫病人開刀。」首次心臟移植約六小時完成所有程序。

手術成功後，接下來需要仔細監察病人的情況，例如會否出現排斥，「所以我們很感謝心臟（內）科醫生，經常要看超聲波，觀察有沒有發燒，血液有沒有變化，如何調整抗排斥藥的份量，有時加，有時減。」

而趙雲開亦不負眾望，「2017年葛量洪醫院六十周年見到他，他仍很好中氣，還唱歌。」原來最初曾估計他首五年或十年都應該沒問題，但接著可能要面對慢性的排斥或長期問題，對於今天的成效，「我不會說香港醫生技術特別高明，其實病人的情況很重要，器官適合他，排斥次數不多，這（些都）成就他的健康。」

肺移植難度更高

「完成心臟移植為我們打了一支很強的強心劑。」趙瑞華隸屬心胸外科部門，由於心肺同屬一家，部門開始考量肺移植的可行性。這次團隊包括肺內科醫生，由林華杰教授統領，並派人到外地的肺移植中心取經，「因為肺的排斥更加常見，有更多問題，所以他們真的要拿一些經驗回來。」這次同樣邀請其他醫院參與討論，

不過已不需要再在動物身上進行實驗。

全球首宗肺移植於1963年由 Dr. Hardy 主理，不過病人只存活十八天，直到二十年後的1983年，Dr. Cooper 才成功進行首宗單肺移植。趙瑞華說他們當年面對「兩難的問題」：「我們知道有病人需要，但是你又知道捐贈者的數目如此少，那麼若（捐贈文化）沒有成熟的發展，你招募了一些病人，其實只是給他們一個假象，事實上都沒有足夠的人捐贈器官，所以我們不敢接收太多病人去進行這個手術。」

因為肺移植比心臟移植更複雜，對捐贈者的要求比心臟高得多，所以器官更加缺乏。趙瑞華解釋，「肺部裡面大部份是空氣，同時（呼吸時）它與外界有接觸……所以肺部的感染機會更高。」加上「腦死亡容易出現肺水腫，以及很多時候那些病人依賴呼吸機，」亦會增加肺部感染機會，故較難找到健康的肺部供移植。

首宗採用單肺移植模式

從1993年開始籌備，至1995年7月13日終於等到第一個合適的器官。一名十六歲少年遇上交通意外身亡，其家屬將他的多個器官捐出。當時趙瑞華已經是外科部門主管，他連同其他副手親自到伊利沙伯醫院摘取屍肺後，再移植至二十七歲的黃寶蓓身上。

由於病人患了平滑肌增生症，那是一種肺及淋巴管平滑肌細胞異常增生疾病，病人會出現反覆性氣胸、爆肺的情況，所以之前多數曾做過貼肺膜手術（俗稱「黐肺手術」，把兩層肺膜貼合在一起）來減少氣胸的現象，這造成手術的一大障礙，趙瑞華估計要花個多小時先將肺部的黏液分開，之後才能切除肺部及移植；加上病人「兩邊肺都不好，你切除了一個肺又未有放回，她（另）一個肺未必能夠支持下去。」

最後團隊選擇了單肺移植，因為衡量過「可能創傷性比較少，手術時間比較短，或者術後併發症會比較少」；而單計這個移

植部份就用了六個小時，整個程序約十小時。

病人移植後到了第四、五年開始出現排斥，大概到了第六、七年就離世。本港肺移植手術後來大都改為雙肺移植，「雙肺就算出現排斥，但它們加起來還是多一點正常、有功能的肺可用。」

他說當時單肺移植在外國流行，「因為一個捐贈者可以提供肺部給兩個病人，一個左，一個右，那就可以令兩個病人受益。」而且在外國往往是因為肺氣腫進行單肺移植，這類移植可能可以維持很長時間；但香港病人患上的一般是平滑肌增生，病情不一樣，所以長遠效果沒有外國的好。

排斥自身細胞

距離肺移植不到半年，趙瑞華在同年12月進行心肺移植，三十七歲的女病人有先天性心臟病，加上肺壓高，不能單靠移植心臟，需要同步移植心肺兩個器官。團隊將心和肺為一組取出，然後再將一整副心肺放回，令需要縫合的接駁位置少了，甚至比心臟移植的接駁位更少。

手術完成後「病人康復得很快，一、兩天後已經可以坐著與人交流。」正當大家高興之時，豈料約一星期後，情況突然變差，病人出現排斥，大約一個月後去世。因為反差太大，趙瑞華說那次打擊很大。其後發現將捐贈者的一整副心肺移植，會將其相連的淋巴組織一起放進受贈病人體內，這些「外來組織」竟然佔據受贈人的骨髓而排斥其自身的細胞，造成器官衰竭。他形容情況「在世界上也很罕見，而我們第一宗就出現這問題。」

汲取寶貴經驗，其後的心肺移植都分開心、左肺、右肺來進行，而不是將整個心肺組織一起放入，以減少嚴重排斥的可能。

　　提起當年做手術的光景，趙瑞華說那時多是半夜去取器官，「為甚麼？一定要等那間醫院完成所有日間手術後才能讓你進行移植。那時都已經是半夜，加上要等不同團隊，即是肝的團隊、腎的團隊，大家約定一個時間去取器官，然後再回去進行移植手術。」進行移植前，醫生大抵已完成兩個日常手術，即約十個小時的工作，「基本上連續工作兩天⋯⋯手術時腎上腺到頂點，所以不感到疲倦，但完成後就會很累。」

　　可是看到病人生活質素全面提升，他感到欣慰。「第一個肺移植的病人情況很差，基本上她要帶著氧氣走，不能動，無法外出。她做完後很活躍，說要參加各類活動⋯⋯以醫生角度來說，你希望幫到這些人，當然數目不多，但是他們可能是最絕望那群。」

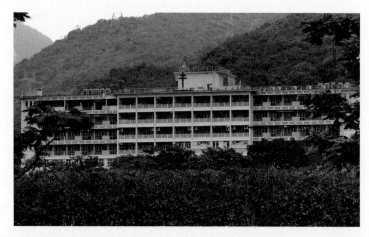

葛量洪醫院於 1992 及 1995 年分別完成了首宗心臟移植及首宗單肺移植手術。（葛量洪醫院提供）

　　而當年小小的葛量洪醫院可以成就香港醫療界兩件大事，趙瑞華說自有它的優勢，因為是專科醫院，只有心肺一科，「手術室基本由我們擁有，我們怎樣安排手術，何時可以做手術，基本上由

我們決定，不用跟別人爭」；「當然不足之處就是沒有其他專科的支
援……電腦掃描也沒有，其他很多配套也沒有，但是單論合作性
就會很高。」

今天的心肺團隊不斷改進，趙瑞華欣賞他們作出嘗試，包括
多用人工心協助病人維持生命，以等候器官移植。他說這個過程不
容易，「需要很多勇氣和資源，都挺貴，他們都放膽去做，一邊做
一邊爭取資源，我很開心他們可以做到這件事。」

伊利沙伯中學　劉寶儀

趙瑞華醫生和他的團隊克服了許多挑戰，成就了香港心肺移
植的先河。他的故事不單是醫療技術的突破，更是希望患者
不再受疾病折磨之醫者父母心腸。科技進步，儀器可以延長
心臟病患者的生命，換取長一點的時間等待器官移植。畢
竟，器官移植才是器官衰竭病患者唯一希望。現時香港器官
捐贈率與世界其他地方比較仍然太低，要讓更多人投入生命
延續的使命，積極實踐器官捐贈的意義！

1.4 從一宗到十三宗

王志方｜葛量洪醫院結核暨胸肺內科顧問醫生

訪談日期：	2018 年 4 月 13 日
訪談學生：	黃敏君、張潔怡 / 香港浸會大學
	梁詠嵐、顏縈縈、余樂妍 / 協恩中學

正如上一篇趙瑞華醫生所說，移植團隊除了外科醫生，還需要內科同事的參與，病人才能邁向康復。肺移植公認難度高，一來較難從腦死亡病人找來健康肺臟，而且術後有較高機會出現排斥、感染及其他併發症等種種問題，致使肺移植個案宗數一直較其他器官少。王志方醫生由參與1995年香港首宗肺移植，至2005年正式接任肺移植項目內科主任，十年後再交棒。他期待有更多病人能受惠於器官移植，重獲新生。

　　1995年，主力負責首宗肺移植個案的李約瑟醫生，在手術後的第一晚找了王志方醫生幫忙照顧這名病人。王志方估計李醫生為安排這宗肺移植手術熬了一晚通宵，筋疲力盡，需要休息一下。他坦言當時「對肺移植的認識很少」，那晚他一邊刨筆記，一邊在深切治療部來來回回，「久不久就去看她（病人），然後讀讀筆記，看看有甚麼事要做。」就這樣度過他參與肺移植工作的首個晚上。

　　謝天謝地，這晚安然度過。

　　那是王志方在葛量洪醫院工作的第八個年頭，他平常主要負責診治結核病和胸肺內科疾病。葛量洪醫院當時是一所心肺專科醫院，在1992成功進行香港第一宗心臟移植手術後，各人都順理成章地認為下一步該是發展肺移植，並積極備戰；1994年，移植團隊正式向醫管局申請進行肺移植，並得到批准，同年將第一個病人的名字放在等候肺移植名冊內。

　　「在香港肺移植的頭十年，我們只做過十宗肺移植手術，即是平均一年一宗。」一個內科醫生足以應付。在那段時間，王志方偶爾參與肺移植工作，為李約瑟醫生作出支援。2005年李醫生離職，王志方接任為肺移植項目內科主任，是團隊唯一的內科醫生。

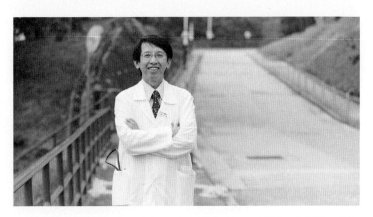

王志方醫生加入肺移植內科團隊多年，一直秉持診治病人不只是醫病，而是醫治一個人的信念，讓病人的生活質素得以改善。（受訪者提供）

　　肺移植是一個高風險的治療方案，全球一般肺移植中心的術後初期死亡率可以高達七分之一，主要是由手術後的併發症引致。王志方說早期因為肺移植的認受性比較低，「很多病人都不知道有肺移植這回事」，甚至「我們醫療界的同事也不是太熟悉」。隨著過去十多年，許多不同的團體推廣器官捐贈，及肺移植團隊多次在醫學界不同的場合介紹有關肺移植在香港的情況，和刊登很多關於肺移植的文章，自2010年起，肺移植個案開始增加，2015年更升至高峰，該年合共有十三宗案例。

　　「我們以前差不多一年才做一個，病人可能（對肺移植）產生疑慮；現在我們做多了，有自己的數據，例如存活率多少（按：根據國際心肺移植協會數據，全球肺移植十年存活率是32%，而香港的則是56%），我們與病人對肺移植的信心增加了，令肺移植的數目在短期內有一個非常急速的飆升。」

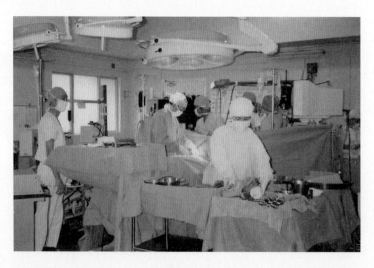

葛量洪醫院在1990年代是一所心肺專科醫院，圖為醫生於1995年為病人進行肺部手術。（葛量洪醫院提供）

作為肺移植團隊的內科醫生，王志方需要評估捐贈者的器官是否適合作移植。跟其他移植團隊不同，其他的器官移植醫生只需評估從捐贈者所在醫院提供的各樣檢查報告，便可決定捐贈者的器官是否適合作移植；他則要親自觀察捐贈者的情況，檢測其肺部是否健康。「做氣管鏡看他氣管裡面的情況，看看他的 X 光片，看化驗報告，然後決定這個器官是否適合。」意味他要二十四小時隨時候命。

當捐贈的器官適合作移植，王志方便會在輪候名冊中挑選合適的病人。配對主要有兩個考慮，第一是血型必須脗合；第二是肺部大小相近，「因為肺部是放在胸腔裡面，如果受贈者與捐贈者的（肺部）尺寸相差太遠……是不行的。」

鑑於肺移植病人康復時間漫長，王志方篩選輪候病人時，除了考慮其身體狀況，也看重心理狀況，確保整個方案最終能幫助病人。「若他不愛惜身體，如還在吸煙，我們就不會選擇跟他做肺移植……有吸煙習慣的患者，我們要確保他已經戒煙了一段頗長時間，才接受他做移植。」

王志方稱，移植團隊的工作不只是替病人移植器官，「我們不是換車胎」，而是希望病人接受移植後，生活質素得以改善，可重過新生活，「我們不是在醫一個病，而是醫一個人。」

病人要自我監察

接受肺移植的病人康復出院後，王志方會一直監察和跟進他們的進展，特別是抗排斥藥物的處理，「我們一定要確保病人有足夠的抗排斥藥去控制排斥，而抗排斥藥也有可能產生很多副作用，我們也要處理那些副作用。」並教他們如何辨別不同的藥物，「不要把藥物胡亂服用，浪費我們的心機。」

王志方亦要求病人作自我監察，自己在家中量度體溫、血壓、體重和肺功能。

「他要自己做功課，我們有一本功課簿讓他記錄這些數據，我們也會要他填寫服藥的記錄，有甚麼不正常的變化就要即時打電話回來，我們有個熱線讓他們可以隨時聯絡我們。」功課簿可幫助團隊評估病人的情況。

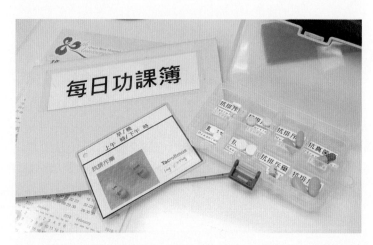

接受肺移植的病人需要學習自我照顧、按時服藥和監察自己的身體狀況，在「每日功課簿」內作詳細記錄。（受訪者提供）

這些術前術後的評估和跟進，或移植後的併發症，均由內科醫生處理，手術則由外科醫生負責。心、肺和腎移植的團隊都是這樣由內科和外科醫生合作，即使 2008 年葛量洪醫院進行重組，心胸外科部遷往瑪麗醫院，移植手術改在瑪麗醫院進行，但其他評估及手術後的跟進仍由葛量洪醫院內科部門負責。

開拓活體移植的可能

香港至今仍未有兒童肺移植的案例，王志方曾診治一個患有肺壓高的小孩，安排他等候屍肺，以進行肺移植手術，可惜他輪候

了一年多便去世。「我們需要一個年齡差不多的捐贈者。」

　　他說為兒童換肺移植在醫學上可行，但機會極為渺茫。首先是很少機會可遇上這年紀的小孩出現腦幹死亡的情況，其次是即使有合適的器官，「因為腦幹死亡的兒童往往已經用呼吸機維持呼吸一段長時間，肺部常會出現肺炎情況，未必可以作移植。」

　　面對以上的情況，王志方說活體肺移植是一個可以發展的路向，而他也見證過這樣的故事。大約五年前，一個十二、三歲患血癌的英日混血少年，獲家人捐贈骨髓，治好了血癌，卻出現排斥，導致肺部壞透，需要換肺。其雙親得悉適合的屍肺難求後，問可否將自己的肺捐給孩子。王志方解釋香港還未開展活肺移植手術，但得知小孩的母親是日本人時，便告訴她日本的活肺移植經驗和技術「差不多是世界頂尖的」。最後全家到了日本求醫，魁梧的英國人父親將自己右肺下葉捐出，其大小已相等於兒子整個右肺。結果手術成功，少年死裡逃生。

　　「我們也希望能夠開拓活體移植……現在正做一些前期的準備功夫。」移植團隊曾往日本京都大學醫學院的肺移植部門作交流及考察，了解他們的經驗。

　　活體肺移植需要許多條件的配合，包括肺部尺寸，才能成功，「捐贈者身形必須很高大，受贈者則必須要嬌小，才能夠（把肺部）放進去。」若要進行雙肺移植手術，便要找兩個健康的人各捐一片肺葉，「那個要求是很難達到的，所以成事的機會也不大。但是如果我們沒有掌握活體移植的技術，就算有條件適合的捐贈者，我們也不能做到。」

設法增加移植的機會

　　由於腦死亡病人的肺部較易受感染或出現水腫，可作移植的屍肺難求，故移植團隊亦不斷尋求解決方法，包括於 2015 年引入離體肺灌注技術，「這在外國有超過十年的經驗」。肺移植外科醫

生會從捐贈者身體取出肺臟，然後透過離體灌注術令該肺部運作，修復處於移植及格邊緣的屍肺，「有六、七成的（屍肺）能（由瀕臨及格）變成及格」，增加移植的機會。

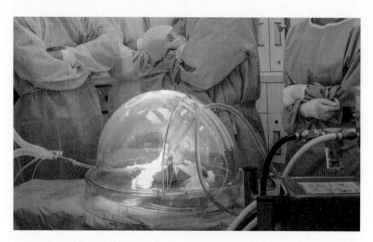

香港於 2015 年引入離體肺灌注技術，把捐贈者的屍肺放進儀器作修復，提高可移植給病人的機會。圖為以豬肺作試驗的情境。（瑪麗醫院心胸外科提供）

團隊在 2017 年也有個想法，便是除了腦死亡外，考慮以心臟停頓的病人作為器官捐贈者。王志方說，現時外國已有這方面的案例和經驗。「在許多不同的情況下，病人心臟停頓死亡後進行器官捐贈是可行的，但要掌握時間和技術，並要在很短時間內作很多準備功夫和程序。」

不過，他承認這需要社會對於資源及整體醫療配套的支持，極具挑戰性，「作為前線的醫療人員，我覺得這是一件好事。」

受贈者積極回饋社會

隨著肺移植個案愈來愈多，葛量洪醫院的肺移植內科不再由單一醫生負責，王志方由 2012 年起開始建立梯隊，物色同事陸續到澳洲培訓，確保長遠順利交接。他於 2015 年卸下肺移植項目內

科主任一職，但仍是團隊四名內科醫生之一。

他樂見肺移植這些年來的發展，讓更多病人受益。當他看到病人接受移植後生命的改變，尤其感動。他感受最深的一個康復者的故事，是在十多年前，當時二十多歲的 Calvin 在大學畢業後第二年患上血癌，經過一輪包括骨髓移植的艱苦治療後，血癌痊癒了，但卻因治療衍生的併發症，導致肺部嚴重受損。那時他年輕瘦弱的身軀需要用氧氣管協助呼吸，覆診亦要母親陪同。王志方在門診第一眼見到的，是「滿頭白髮的媽媽推著坐輪椅的 Calvin」，場面令人非常心痛。

Calvin 有幸終等到移植的機會，但手術後新植入的肺部無法正常運作，情況危殆，肺移植團隊用了很多方法為他治療，仍未見起色。已經竭盡心力的醫護本以為他撐不下去，但兩三天後病情竟然好轉，經過漫長復康過程後終於可以出院。

數年後，王志方獲邀出席 Calvin 的婚禮，聽到 Calvin 在婚禮中高歌，「當時我感動落淚……他竟然可以唱歌，整個禮堂的賓客都能聽到！他可以用自己呼出來的氣去唱歌，是一件十分令人感動的事。」

在他看來，「Calvin 從一個沒甚麼希望的年輕人，到現在有新生命，有家庭、兒子和工作，是一件很開心的事……對醫護人員來說，他是一個令人十分鼓舞的故事。」

但更讓王志方鼓舞的，是「很多器官受贈者，包括 Calvin，無論是肺或其他器官也好，接受了幫助之後，在生活態度上有很大的改變。」他們亦積極回饋社會，參與許多器官捐贈推廣活動，甚至到醫院探望等候移植的病人，「康復者以自己作樣板，給輪候者鼓勵和希望，是很有意思的。」

協恩中學　余樂妍

王志方醫生講授肺移植技術的一些知識，使我明白肺移植所面對各式各樣的限制。令我印象最深刻的是一段肺移植的故事：該名男孩需要配合自己體形的肺部來進行移植，男孩的母親是日本人，最終他們到日本進行活體移植，成功換肺。但想深一層，這樣的巧合能有多少次？不是每個人都能有這樣的運氣，所以大家都應該支持器官捐贈，讓更多人能重獲新生。

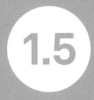

從一無所有走向國際

王雪文 | 醫院管理局眼庫經理

訪談日期：	2018年5月2日
訪談學生：	陳詩瑤、鄭錫男 / 香港浸會大學
	陳穎怡、于鼎堯、陸泳豫、謝雅雯、葉承霖、
	何嘉穎 / 華英中學

器官移植除了腎、肝、心、肺，還有眼角膜、皮膚和骨骼三種組織，當中本港首宗眼角膜移植於1961年進行，較其他的器官移植發展更早。眼庫是收集眼部組織以供移植及研究的機構，最初由1962年創立的香港獅子會眼庫負責管理，1992年前的眼角膜主要來自斯里蘭卡，至1997年眼庫停止從該地輸入。2000年，醫院管理局接手管理眼部組織的捐獻及分配服務。王雪文自1998年加入眼庫至今，見證眼庫的發展，並與團隊一直優化內部運作及與國際接軌。

當王雪文用英文介紹自己在"Eye Bank"工作時，很多人都以為她做"I Bank"投資銀行，所以每次都要拼出"E-Y-E"三個英文字。「我們是香港唯一的眼庫，統籌全香港眼部組織的捐獻。」

「角膜來自遺體捐贈，眼角膜聯絡主任先尋找合適的捐贈者，再與家屬商討捐贈事宜……他們同意後會簽署同意書，接下來由技術員摘取眼角膜，運送回實驗室後經過質素檢定，最後分配給病人，整個捐贈程序才完成。」

事實上，眼庫從1962年成立以來，經歷了五十多年的發展，逐步優化至現在的規模和水平，一切來得不易。

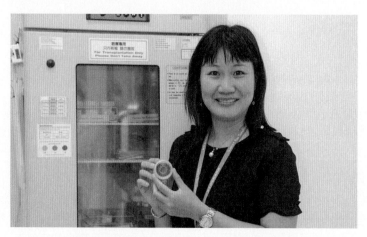

王雪文投身眼庫逾二十載，見證眼庫規模及設施逐漸與國際接軌。其身後的雪櫃儲存了離世者捐贈的眼角膜及鞏膜。

1962年創立眼庫

全球首宗眼角膜移植手術於1905年在美國進行，香港在1961年進行了首宗眼角膜移植，當時的眼角膜從外地輸入。翌年，國際獅子總會港澳303區及香港眼科學會共同創立香港獅子會眼庫。

1964年，眼庫印製了「眼角膜捐贈書」，可說是香港最早的捐贈卡；同年7月，香港首宗由本地人捐贈的眼角膜移植手術於香港浸信會醫院進行。只是在當時的社會氛圍和中國人傳統觀念下，器官及組織捐贈始終不成氣候，所以在1992年之前，絕大部份的眼角膜都是由斯里蘭卡提供，眼庫負責聯絡、協調和分配。

1997年轉向本地捐贈

「那時候大家（職員）只需要到機場，拿箱子回來，然後交給醫生做手術就可以了，所以就不用一個冷凍的地方來放置（眼角膜），我們只需一個行政的地方。」

王雪文的辦公室還保存了一個膠箱，是昔日同事到機場提取眼角膜用的。當年由英航免費把眼角膜運送到香港啟德機場，「眼角膜不能寄艙⋯⋯由機長手提上機，落機時會親手交給同事。」

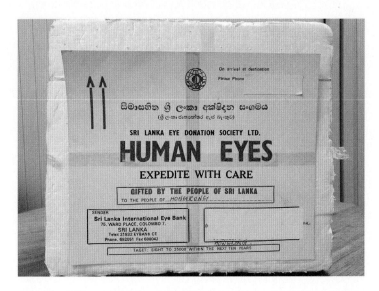

香港早年在斯里蘭卡入口眼角膜，眼角膜會儲存在一個盒子內，經飛機運送抵達本港機場。（受訪者提供）

1992年是眼庫的轉捩點，那時眼庫獲已故的李國賢博士捐助，在威爾斯親王醫院成立首間眼角膜庫，並參考外國眼庫模式，聘請了第一位眼角膜聯絡主任和技術員，負責勸捐和處理眼角膜事宜。1997年時眼庫收集到大約一百五十片眼角膜，覺得是時候嘗試自給自足，於是停止由斯里蘭卡入口，希望透過教育和宣傳，鼓勵本地捐贈。

　　不過，在一些特別的情況下，例如有些病人需要在特定的時間做手術，有私家眼科醫生會從外國入口少量眼角膜，但需向人體器官移植委員會提交申請，亦要向委員會交代病人移植後的情況。

醫管局管理眼庫

　　1997年爆發亞洲金融風暴，眼庫面臨資金短缺的危機，經傳媒報導後，不少團體願意支持眼庫，讓其服務可以持續，當中包括醫管局。眼庫的眼部組織捐獻及分配服務於2000年正式脫離非政府組織運作模式，獲納入醫管局的醫療體系。

　　眼角膜是眼睛最前端的一層透明薄膜，形狀如隱形眼鏡般。健康的眼角膜必須清晰和透明，才能讓光線進入眼睛。若因意外或病變而令眼角膜混濁、有疤痕或穿破，患者的視力便會受損，甚至失明，因而需要進行眼角膜移植。

　　除了眼角膜，眼庫還收集鞏膜。眼球的最外層就是鞏膜，呈白色，質地堅韌，不透明，並由膠原質所組成，俗稱「眼白」。它可讓眼科醫生為病人進行修補眼球及青光眼的手術，幫助不同需要的眼疾患者。

心臟停頓後便可以捐贈眼角膜

　　有別於其他器官捐贈以腦死亡為標準，病人心臟停頓後經評估合適便可以捐贈眼角膜。本港每年約有四萬多人死亡，當中大

部份屬心臟停頓離世，故眼庫需處理的個案數目龐大。「眼角膜捐贈必須符合特定條件，例如沒有傳染病、瘋牛症、敗血病等，角膜捐贈者最理想是八十歲以下，並需在逝世後十二小時內取出（角膜）。」

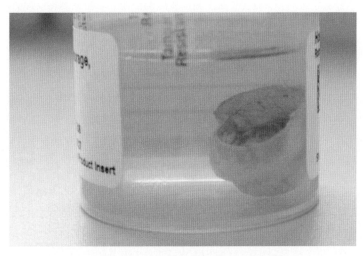

鞏膜，俗稱「眼白」，離世後可捐出，以助病人修補眼球及進行青光眼手術。

1998年成為眼角膜聯絡主任的王雪文，展開了她在眼庫的工作生涯，經常出入病房、急症室、殮房等，與離世者家人商討捐贈逝者眼部組織事宜。「我們會透過電腦系統及醫護人員，尋找合適的捐贈者。」聯絡主任找到合適的捐贈者後，會與家屬接觸，提供情緒支援及處理身後事的資訊，了解其捐贈意願。

照顧家屬感受

經家屬同意後，捐贈者的眼角膜會由技術員摘取，被送到實驗室進行質素評估，其中內皮細胞的質素最重要，「好的內皮細胞必須呈六邊形，好像蜂巢般。」還要計算密度和大小。王雪文說，一般適合移植的眼角膜，需要有每平方毫米二千粒以上的細胞，愈

多愈好。如果細胞不足，會影響術後的復明效果。

　　若捐贈者捐出整個眼球，技術員會利用眼庫處理室內的生物安全櫃，將眼角膜和鞏膜從眼球分開。眼角膜和鞏膜必須存放於雪櫃裡，鞏膜可以存放兩年，眼角膜則只可存放十四天。雪櫃溫度須介乎攝氏二至八度，跟一般家用的雪櫃差不多，只是眼庫的雪櫃連接緊急電源和二十四小時運作的醫院保安室，「萬一溫度超出二至八度範圍，我們會馬上跟進。」

　　王雪文稱，家屬大多擔心捐贈會影響離世者的儀容，但由於眼角膜沒有血管，摘取的時候一般不大會出血，摘取後會放置人造角膜，讓捐贈者的儀容保持安詳。她認為「角膜捐贈的核心是捐贈者和其家人大愛無私的精神，因此如何妥善照顧他們，成為我們工作非常重要的一部份⋯⋯家屬在悲痛時刻願意讓至愛遺愛人間，除了幫助有需要的人或完成亡者的心願外，背後支持他們作出決定的往往是對我們的信任。確保捐贈者儀容安詳，不單是給家屬的安慰，也是（保存）他們一生的記憶。」

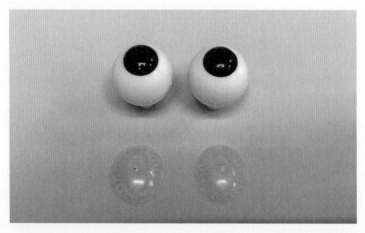

技術員摘取離世者的眼角膜及鞏膜後，會放回人造角膜及眼球，以保持捐贈者的儀容自然安詳。

在眼庫耕耘十多年後，王雪文開始遠赴其他地區的眼庫取經。她於2011年前往西班牙修讀器官、組織及細胞捐贈與移植國際碩士課程，成為修讀這個課程的第一個中國人。「西班牙是器官捐贈範疇的少林寺，做這一個行業的人基本上也會前往朝拜。」

三年後，她獲邀到美國西雅圖全球最大的眼庫修讀了一個月的深造課程，學習眼庫質素管理系統，內容包括「職員培訓和制訂標準操作指引、儀器監管、環境控制、物料儲存及供應、檔案處理及手術後跟進等。」這些經歷，令她發覺「原來我們距離標準挺遠」，遂努力與團隊加促眼庫的發展步伐。

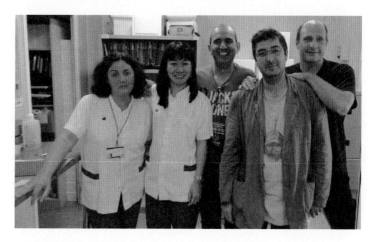

王雪文曾到西班牙巴塞隆拿 Hospital Vall d'Hebron 的組織庫實習。（受訪者提供）

昔日的眼庫由香港獅子會管理，九十年代設在威爾斯親王醫院。王雪文憶述，當年在威院工作的模式「像一個家庭式經營」，辦公室規模較小，設備不如現時般先進，分工亦較不仔細，不論是透過電話與家屬溝通，或是作眼角膜評估和儲存，均在同一個房間內進行。

現時由醫管局管理的眼庫設在香港眼科醫院，其設備及運作亦逐漸與國際接軌。自2012年起，眼庫逐步提升質素管理系統，包括把設備、監管及培訓標準化，2013年亦建設了符合國際標準的實驗室。該實驗室配備正壓式通風系統及空氣過濾網，過濾網會定期清潔和更換，並會每年抽取空氣樣本作化驗，以確保空氣潔淨。眼庫訂立的一套質素管理系統，亦於2016年取得美國眼庫SightLife的質量認證。

設中央註冊表增透明度

現時公立醫院或私家醫院的病人，均可透過眼庫的電子中央註冊表輪候眼角膜，並可在所屬醫院接受移植手術。王雪文稱，該註冊表於2016年10月成立，系統會按病人的臨床情況和輪候時間計分，分數愈高代表情況愈緊急，可較快獲分配眼角膜。

她解釋，未有中央註冊表前，眼庫會向八間移植中心輪流分配眼角膜，各中心輪候人數和時間不一，相同病情的病人，等候時間或有不同，有機會出現不公平現象。電子中央註冊表的成立讓眼角膜分配更公平和透明。

與此同時，眼庫亦開始使用 ISBT 128，這是一個人體組織及器官的國際編碼系統，「它代表了捐贈者所屬地區、年份及其他相關資料。」只要掃描編碼，便知道眼角膜的來源。

2017年眼角膜捐贈創新高

每一片眼角膜得來不易，醫管局近年增加眼庫人手和資源，隨著技術改進及多年來的宣傳教育，捐贈數目亦有提升。2013年，醫管局參考了美國、歐洲、澳洲及紐西蘭等國際眼庫的標準，並經過多方面的討論及參考研究文獻，決定更新香港眼角膜捐贈的準則，除淋巴癌、血癌、骨髓癌、黑色素瘤和涉及眼睛的惡性腫瘤

外，亦接納其他癌症患者捐贈眼角膜。這個做法使本地眼角膜捐贈標準與國際標準看齊，讓病人受惠。

按醫管局數據，本港眼角膜捐贈情況逐步改善。2007年捐贈數目為近二百片，至2017年，數目創了新高，達三百六十七片。雖然如此，截至2018年中，仍有二百八十七人輪候眼角膜，以進行移植手術，盼有一天可重見光明。

投身眼庫工作二十年，王雪文如今會到其他地方分享經驗。她的心願是使「我們的眼庫成為亞洲區內的培訓中心，希望我們的團隊一起努力，透過交流及聯繫，使區內的眼庫一同進步。」

華英中學　陳穎怡

這次口述歷史給予我寶貴的經驗，接觸器官捐贈的議題。從充足的預備到訪問的即場回應，我學習如何採訪。王雪文女士除了接受訪問，更讓我們參觀實驗室，加深我對眼部組織捐贈的認識。是次活動提升了我對器官捐贈關注，希望政府能大力推動，令這個有意義的事情更普及。我會身體力行，鼓勵家人朋友簽署器官捐贈卡。

2

PROMOTI
IMPLEME

推動者與施行方針

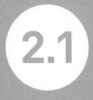

2.1 公眾教育是王道

陳肇始｜食物及衛生局局長

訪談日期： 2018年5月4日

訪談學生： 盧晉明、李芷蕙／香港浸會大學
梁臻熙、何汶禧／伊利沙伯中學

器官移植和捐贈相關課題，屬食物及衛生局（食衞局）的政策範疇，主要透過宣傳和教育活動，推廣器官捐贈，並由轄下的衞生署執行；醫院管理局（醫管局）除配合相關活動，並訂立機制處理和協調移植過程中各個臨床環節，受食衞局監察。食衞局局長陳肇始教授是專業兒科護士，曾任香港大學護理學院院長及科研總監，2012年加入食衞局任副局長，2017年獲委任為該局局長。局長表示，希望更多人登記成為器官捐贈者，會繼續投放資源，並審視現行推廣工作的成效。

關於器官移植和捐贈事宜，陳肇始教授清楚表明「政府是大力支持的」，並深知「我們每一日都有二千多人在醫管局輪候器官……他們除了接受器官移植這一個最好的治療方法來續命外，其實都沒有其他方法了。」她理解病人和家屬十分焦急，而作為負責相關範疇的政策局，陳肇始一直強調教育和推廣的重要性。

「2016年我在上一屆政府擔任副局長的時候，就有一個器官捐贈推廣委員會由我主持，連同衞生署、地區人士、醫管局等協力推動器官捐贈……親力親為去發展和推動器官捐贈。」

委員會在2016年成立之時，曾訂立目標，期望兩年後中央器官捐贈登記名冊數字增加至四十萬人，並邀請社會上不同機構成為合作夥伴，共同簽署器官捐贈推廣約章，承諾支持推廣器官捐贈。其後已有五百多個團體簽署約章。至2018年底，中央器官捐贈名冊的登記人數有接近三十萬。

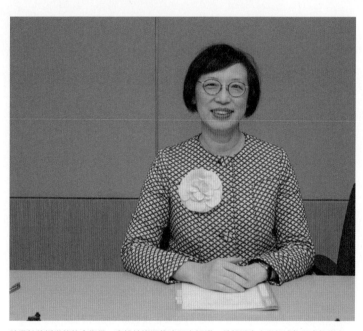

陳肇始教授掌管的食衞局一直投放資源推廣器官捐贈，希望更多人登記成為器官捐贈者。

陳肇始表示，她接手委員會推動器官捐贈時，中央器官捐贈名冊的登記人數不足二十萬，在衞生署及不同的團體大力推廣下，登記人數「在短短兩年間，其實增加了好多。」她說，部份支持器官捐贈的市民，或因未有時間等原因而沒有登記，一部份市民仍有忌諱，目前需分析哪些推廣工作最有效、在哪方面可以加強，及審視登記人數何時可以達至四十萬的目標。

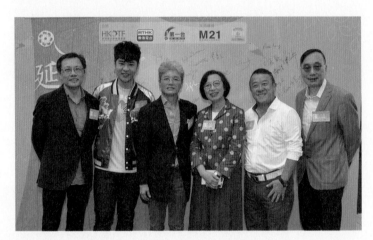

陳肇始教授於 2018 年擔任香港器官移植基金會及香港電台第一台合辦的「愛・延續」啟動禮主禮嘉賓，支持器官捐贈。

連串不幸事件觸發討論

政府自上世紀八十年代推出第一代器官捐贈卡，到 2008 年設立中央器官捐贈登記名冊，至今已進行超過三十年的推廣。在 2015 年，每百萬人中有五點八人捐出器官，較 2005 年大約四人有所增加，不過仍屬世界上比率最低的地區之一，遠遠追不上對器官需求的增長。直至近年接連出現的不幸事件，觸發社會對相關制度的關注。

2015 年 9 月，十九歲少女勞美蘭因嚴重肺高血壓急需換肺，

乾等了半個月後去世，引起社會極大迴響。當時多個病人組織組成「爭取政府檢討器官移植政策大聯盟」，要求政府成立專責部門統籌器官捐贈及移植事宜；時任食物及衛生局局長高永文醫生，亦稱會考慮進行調查，了解市民是否支持仿效外國引入「預設默許」（Opt Out）制度，以提高器官捐贈率。

就在食衞局委託政府統計處調查，了解市民對器官捐贈的認識及預設默許等方面的接受程度之際，2017年4月，鄧桂思事件再次觸動市民的神經。鄧桂思最先因腎病到基督教聯合醫院求診，院方未有察覺她是乙型肝炎帶菌者，處方高劑量類固醇治療時，未有同時處方預防性抗病毒藥物，她其後確診急性肝衰竭而需換肝，可是女兒 Michelle 尚欠三個月才達十八歲的法定活體器官捐贈年齡，未能捐肝救母。

陳肇始接受訪問時表示，認同事件對器官捐贈可能有影響，有部份人知道此事後，隨即表示不支持捐贈器官。但她認為應該將這兩件事分開討論，一方面應該繼續推動器官捐贈，而在醫院發生的醫療事故，醫管局有既定機制處理，包括調查及從結果分析原因，避免日後發生同類事件。

同年6月14日，食衞局將降低活體捐贈的年齡限制、預設默許機制及配對捐贈計劃，合共三個有關器官捐贈及移植的議題，諮詢約三十名醫護人員代表、病人團體及關注兒童權益團體等人士，收集意見。

降低活體捐贈年齡未獲共識

按《人體器官移植條例》，所有活體器官捐贈者必須年滿十八歲。2017年的諮詢中曾討論是否降低此年齡限制，陳肇始說：「那的確跟鄧桂思事件相關……她的女兒尚未滿十八歲，很想捐，但是現行的法律下不容許。」當時有立法會議員想以緊急修例形式開綠燈通過，暫時把捐贈年齡降至十七歲，其後因鄧桂思獲有心人捐

贈活肝而擱置。

　　陳肇始就議題諮詢過相關專業界別，但得不到共識。她表示，很多人認為應保障十八歲以下人士的權益，不能輕率地將法定年齡降低；但亦有很多人認為要因應情況而定。由於「現時的意見不一，但是似乎較多人較為支持維持現行十八歲的法定年齡，所以在現時情況下，我們會暫時維持現行的法定年齡。」

預設默許 VS 自願捐贈

　　至於所謂「預設默許」，陳肇始解釋：「即是說如果市民（生前）不表明自己不捐贈的話，其實就是間接表示贊同的意向。」在此機制下，政府假設所有市民均同意死後捐出器官，不同意者須在生前提出其意向。目前部份歐洲國家及新加坡均已採用此機制。

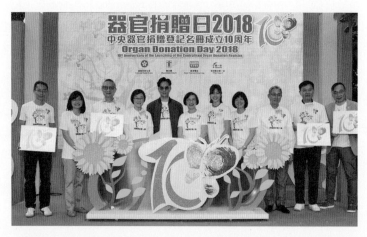

中央器官捐贈登記名冊成立十周年，陳肇始教授與器官捐贈推廣大使張智霖及歐鎧淳出席慶典慶祝。（食衛局提供）

　　「預設默許」機制分為軟性和硬性兩種做法。部份地區如西班牙採用軟性的做法，亦即若離世者生前沒有主動提出不同意捐贈器官，家人在其離世後，亦可以代為決定是否作出捐贈。至於新加坡

推動者與施行方針

則採用硬性做法，市民可以在生前提出反對離世後捐贈器官，但家人沒有反對的合法權利。

香港現時則採用「自願捐贈」（Opt In）制度，市民需於生前主動表明死後自願捐出器官作移植之用。關於「預設默許」機制，其實早在 1989 年由醫學界功能組別的梁智鴻醫生首次在立法局提出，之後 1999 年的劉千石議員亦曾提出引入，不過政府皆以當時社會氣氛及傳統觀念仍未能完全接受為由而拒絕。

陳肇始說，政府一直有探討是否推行「預設默許」機制，「但是因為我們認為香港的文化與外國有所不同，所以需要比較小心處理這個議題，亦需要再了解公眾的意見。」

根據食衞局委託政府統計處在 2016 年 10 月至 2017 年 1 月進行的調查，並於 2017 年 12 月公布的結果顯示，三分之一受訪者支持推行「預設默許」機制，而三分之一反對，另有三分之一沒有意見。陳肇始表示，「預設默許在現時來說，暫時不會立即推行。」並認為那三分之一沒意見的，讓政府知道有一個「很大的空間去深化公眾教育」。

配對捐贈：器官捐贈新里程

本港的器官捐贈者需經醫生證實為「腦死亡」，陳肇始指，鑑於香港每年四萬多名死亡人數中，只有百多個符合腦死亡條件和通過臨床指標，而當中超過一半的家屬不同意捐贈，所以醫管局一直研究如何提升器官捐贈率，其中配對捐贈方案已探討了一段時間，「亦與部份持份者作出討論，大家都十分支持。」

配對捐贈指的是有人想將器官捐給家人，但因血型或組織類型配對不脗合而未能捐贈，問題同樣發生在另一家庭裡，「其實 A 家庭（捐贈者）可能與 B 家庭（病人）成功配對，B 家庭（捐贈者）又適合與 A 家庭（病人）配對，如果在雙方同意底下，是否不一定捐給自己家人呢？而可以捐給另一個家庭。」方案需經修訂法例，

以說明此情況不屬於「引誘」，而是作出捐贈。

由於方案或會引申一些問題，如出現一方手術成功，另一方失敗等問題應如何處理，陳肇始說醫管局「必須與雙方交叉捐贈（即配對捐贈）器官的家庭說得十分清楚，可能要簽署一些文件，亦都會有清晰的指引，說明這是有可能發生的事，視乎大家是否接受，因為方案都是自願的。」

[按：因應推行配對捐贈而提出的《2018 年人體器官移植（修訂）條例草案》已於 2018 年度立法會期完結前三讀通過，醫管局亦自 2018 年第四季起，向病人進行推廣「腎臟配對捐贈先導計劃」及招募參加者，預料不久後將可進行首宗腎臟配對捐贈。]

外國的捐贈策略

器官捐贈制度是影響捐贈比率的因素之一，配套措施的作用亦舉足輕重，本港的民間團體一直要求政府設立專責部門統籌器官捐贈及移植事宜，以改善捐贈情況。2016 年 7 月，立法會秘書處發表了一份「香港的器官捐贈情況」的《研究簡報》，當中提及西班牙能成功提高捐贈率，其中一個因素是進行改革，包括成立專責機構統籌所有事項。被問到政府會否參考時，陳肇始表示，食衞局設有器官捐贈推廣委員會負責推廣方面的工作，而醫管局有自己的器官移植中央統籌委員會看管移植的事，食衞局會跟醫管局雙方開會，一起審視相關問題。就如有關器官捐贈聯絡主任的人手，目前是九位負責四十多間公立醫院的捐贈事宜，面對有聲音要求增加人手，陳肇始說食衞局和醫管局「一直留意他們的工作量……現時來說是應付得來。」一旦器官移植的數量增加，就會考慮是否要增加人手，或者提供更多培訓。

為了提升捐贈率，有國家採取獎勵制度，如澳洲政府會為活體捐贈者提供工資，以減輕他們在復原期間的財政壓力。陳肇始指

出，在香港，《人體器官移植條例》（第465章）禁止將擬作移植用途的人體器官作商業交易。而在生人士之間的器官移植中，捐贈人必須不是在受威迫或引誘的情況下同意擬進行的器官切除。香港市民普遍認為捐出器官為實現大愛精神，如推行獎勵的制度，除與香港一直奉行的自願捐獻器官制度背道而馳外，亦有可能會觸犯法例。她稱，香港只容許付款以支付或償還因提供其身體器官而招致的任何開支或收入方面的損失。

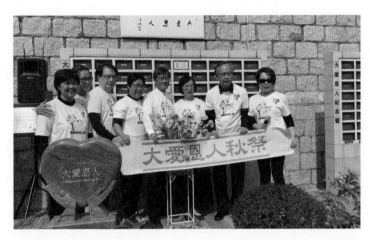

「大愛恩人」計劃旨在向器官捐贈者致以崇高敬意。陳肇始教授於2017年出席該計劃的啟動儀式。（食衛局提供）

不過，本港於2017年亦出現突破，在非政府機構推動下，將軍澳華人永遠墳場設立「大愛恩人」區域，向捐贈者致以崇高敬意。陳肇始表示，此方式可以讓市民從「感恩」的角度去表達謝意，家屬可將遺體捐贈者的骨灰撒在那裡的紀念花園，該處並設有紀念牆壁，牆上有牌匾刻有捐贈者名字作紀念。

開拓另一器官捐贈標準

本港的器官捐贈者需經醫生證實為腦死亡，不過基於腦死亡

的個案較少，醫療界開始探討以心臟停頓作為器官捐贈的另一標準。對此，陳肇始說醫管局需要參考其他國家的做法，並要在局內作廣泛討論，「但似乎不是所有臨床醫生都同意」。陳肇始表示，現在有部份人不支持器官捐贈，是以為「一旦簽署承諾捐出器官，在他們出事時便不會搶救，以獲取他們的器官。因此，若然我們要放鬆這些標準，大家可能會懷疑是否心臟停頓就等於不搶救……（以心臟停頓為標準）並不是不可以探討，而是要很小心處理，不希望有不必要的反效果。」

陳肇始強調當局會繼續投放資源，通過衞生署以及社會上的不同團隊以推廣器官捐贈。現時已在政府部門設置街站，邀請政府員工在中央器官捐贈登記名冊登記，市民亦可以通過手機上網立即登記。在部署方面，「我們第一個階段是邀請不同團體簽署約章……現時有五、六百個組織都已簽署，同意推廣器官捐贈。」她稱下一步「應該針對性推廣，例如在年輕人，在老人家方面……務求不同群組的支持度會增加。」

局長本人亦坐言起行，早已登記死後捐贈器官，並呼籲親友支持，「我的妹妹、我的姨甥、我的媽媽亦簽署了。」

伊利沙伯中學　何汶禧

這次的口述歷史計劃確實加深了我對器官捐贈的認識和理解。我學會了從不同持份者的角度出發，思考器官捐贈的意義。在捐贈者的角度，捐贈象徵無私的奉獻；而在受贈者的角度，這就是代表生命的重生。這次經歷令我的思考方向不再狹隘單一。陳肇始教授的看法，更令我深入了解政府擔當的政策推動角色。

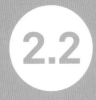

2.2 從演變探索新路向

張偉麟｜前醫管局聯網服務總監 *

訪談日期：2018 年 3 月 20 日

訪談學生：趙詠嵐、朱泳珊 / 香港浸會大學
何展晴、蘇靜柔、楊卓諭 / 協恩中學

醫管局是一個法定機構，自 1991 年 12 月起管理全港公立醫院，並統籌及執行器官移植的各個臨床環節，包括其系統、方向和規劃，向食衞局負責。張偉麟醫生自 2005 年當上醫管局專業事務及運作總監（後改為「聯網服務總監」）後，一直負責器官捐贈和移植相關項目，掌握箇中的演化。對於該議題近年引發的討論，他認為要以開放持平的態度面對，並勇於檢討和探索新方向。

　　張偉麟醫生出身急症科，1981年畢業後先後在瑪麗醫院和威爾斯親王醫院工作，早於1991年在威爾斯親王醫院時已當上該院的器官捐贈委員會主席，負責改進醫療系統設計來推動器官捐贈。2002年任新界西醫院聯網總監，而自2005年接替高永文醫生擔任醫管局專業事務及運作總監後，「器官移植和器官捐贈的範疇都在我事務之內」。他接受訪問時身兼醫管局器官移植中央統籌委員會主席。

　　他說自梁智鴻醫生在1969年主理了香港第一宗腎臟移植後，香港就開展了器官移植的服務，不過，「那時主要是個別醫院、個別專科醫生在個人發展和服務上的突破發展，當時仍未有具組織性的發展。」直至二十多年後，即1991年醫管局上場後，開始分階段發展器官移植和捐贈事宜，「每個階段有其範疇和演化」。

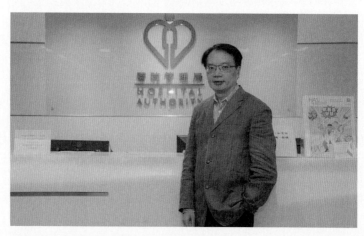

張偉麟醫生負責統籌醫管局轄下的器官捐贈事宜，推動各方面的發展，見證歷史變遷。

訂立移植中心和中央輪候名冊

　　首十年，醫管局就著器官移植中心定位及規範器官捐贈服務，包括設定負責肝臟移植的為瑪麗醫院和威爾斯親王醫院；至於

腎臟移植中心就有四個，包括瑪麗醫院、威爾斯親王醫院、瑪嘉烈醫院和伊利沙伯醫院；2003年，又將兩個肝臟移植中心變為一個，設在瑪麗醫院。至於組織移植，如骨骼、眼角膜等，亦逐漸歸納於系統之中。

張偉麟指出，器官移植病人早期是在個別醫院「各自各排隊」，在某醫院範圍內捐贈的器官會捐給於該醫院輪候移植的病人。醫管局當時著手訂立中央輪候名冊，按不同器官分類，把所有病人集中在所屬器官的輪候名冊，並訂立各醫院共同確認的標準，「按著病情的緩急，排列接受器官移植的先後次序，維持一個公平公正的供應系統。」

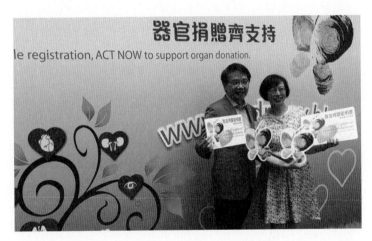

張偉麟醫生不時參與器官捐贈推廣活動，呼籲市民在中央器官捐贈登記名冊登記成為捐贈者。（受訪者提供）

他說捐贈者本著無私大愛的理念，無條件捐出器官，醫管局必須建立一個公平公正公開的制度處理輪候次序，否則會打擊這個信念。「若沒有公信力的話，會不會拿去作非法買賣？人們有這些疑問就不願去捐。」

醫管局亦將器官捐贈聯絡主任一職系統化。「之前也有的，個別醫院有個別性的一、兩個同事幫手。」原來早於1988年，瑪麗醫

院率先設有兩名護士，負責向家屬遊說，希望他們同意捐出死者器官。聯絡主任一職納入系統後，正式規範了聯絡執行的工作性質，並「統籌他們的角色，分配工作和提供指引方向。」醫管局其後在伊利沙伯醫院、威爾斯親王醫院、瑪嘉烈醫院等共七所醫院設立該職位，目前全港七個醫院聯網共有九名器官捐贈聯絡主任。

著重安全發展和內部訓練

近十年，醫管局則著手於器官移植的安全發展。張偉麟表示，鑑於器官捐贈的程序比較複雜，涉及跨部門甚至跨醫院的運作，「過往較多用人手，每個部門互相協作，所涉及的程序很多……出錯的機會就比較大。」於是他們將程序電子化，運用電腦收取報告，完成最基本的配對後，再交回前線人員確認，希望能減少出錯。

香港每年有四萬多人死亡，大部份死於器官衰竭，但只有經醫生證實「腦死亡」的病人，器官當下仍然有血液供應，並透過呼吸機維持氧氣供應，才可捐贈。病人腦死亡的原因主要是受到創傷，特別是頭部創傷，又或是腦血管疾病和中風的病人。目前公立醫院每年約有一百多個腦死亡的病人，最後家人同意捐贈器官的比率是百分之四十至四十五。醫管局推動醫院在內科、腦外科和深切治療部提供內部訓練，希望讓醫護及早識別瀕臨腦死亡的病人，並懂得給家屬溝通和輔導，讓他們對病者的瀕危狀態有正確理解；他們亦要在合適的情況下為腦死亡病人作「器官支援」，維持器官功能，如運用呼吸機維持氧氣供應等，確保器官可作移植之用。

不過，張偉麟坦言現階段前線醫護人員的訓練未足夠，因為人手替換的情況嚴重，「我們的護士團隊有超過一半的人（經驗）在五年以內」，醫管局要先處理這方面的認知水平，才能考慮將來是否引入加強通報腦死亡個案的機制，以便前線人員及早作出適當的安排。

此外，瑪麗醫院於2015年2月起推行腦死亡病人深切治療部外展服務，該部門會派出護士到內科病房，監察腦部嚴重受創病人的身體狀況，確認其可否做腦死亡測試。至2016年中，該服務為十名病人護理，均確認為腦死亡，當中有三人的家屬願意捐出遺體器官。張偉麟表示，希望上述深切治療部外展服務可照顧瀕危病人，當中包括潛在器官捐贈者，並指在日後醫護人手較充裕時，會要求全港七個聯網的龍頭醫院提供上述服務。

發展更多活體捐贈

香港將要面對的就是遺體捐贈人數減少的問題。張偉麟說：「真正進入腦死亡的病人，在現今醫學昌明的階段已很少，將來會更少，證明將來器官捐贈的問題更加嚴峻。」因此，醫管局會發展更多活體捐贈，如配對捐贈方案，讓因為血型、組織類型不脗合而未能捐贈器官予家人的不同家庭，作出配對，在合適的情況下互相捐贈。

不過，張偉麟指出，這個方案有幾方面需要釐清，首先配對捐贈不能否定是有條件和在既定安排下作出的捐贈，所以需修改法例，清晰列明這種安排是可以接受的。就此，立法會於2018年通過修訂人體器官移植條例，容許在香港進行配對捐贈。另一方面，若在手術過程中出現變數，發覺有一些不能捐贈的元素，以致其中一方成功移植，另一方卻未能移植或出現併發症時怎樣處理？張偉麟說這涉及風險管理和期望管理，醫護要讓病人及家屬清晰了解手術的風險，確保雙方同意進行手術，並盡量減低手術出現的「不預計性」。他亦指出在手術前一刻，捐贈者仍有可能拒絕，醫管局亦會將兩個手術安排得緊密些，避免出現上述情況。

至於有些國家已採納以心臟停頓作為另一死亡標準，以增加遺體捐贈率，張偉麟說這機制存有一定難度，首先是時間性，「因為心臟不是一下就停了，而是慢慢下跌，需要一個時段，期間器官

的血液（供應）慢慢不足。若時間愈長，器官會慢慢衰竭。」須在短時間完成移植，在配合上會有困難，並需考慮家屬能否接受，所以局方會密切留意其他國家的實行情況，暫時不會引入香港。

資源如何分配

在資源分配上，張偉麟說除了器官捐贈聯絡主任一職，醫管局基本上沒有特定資源分配給器官捐贈，而是會從整個系統調配資源配合，「當有一個器官捐贈，大家都要放下手上工作去做，因為是不能等的。」他承認人手等資源有限，調配資源予器官移植服務時，或會影響整體服務，如導致其他手術延遲，因此資源是要分配給整個系統。「我們知道有些樽頸，可能多加一些床，多一些護士人手，多一些手術時間（才可處理）。」

對於會否增加器官捐贈聯絡主任的人手以應付需求時，張偉麟說由病人進入腦死亡至家屬同意捐贈再到移植，「整個流程跨了很多部門和醫護人員，當然還跨醫院。」聯絡主任可加強統籌和支援，但仍需其他醫護人員配合。他認為「在資源上增加聯絡主任很易達成，問題是怎樣用聯絡主任的角色達到最大效果才是根本。」現階段醫管局先在總部聘請了一名高級護士，負責協調及檢討全港九個聯絡主任的角色、指引等，期望在其上任一年後，找出合適的運作模式，提交建議，若屆時認為有需要，才考慮增加人手。

跨境器官捐贈機制

2015年，一名女嬰離世後，家人捐出其器官遭受人間，當時本港的輪候名冊沒有適合人士接受移植，醫院打算將屍肝捐給台灣的醫院，然而醫管局因沒有捐肝詳情，未能確保屍肝得到安全、合法及公平的使用，以及無法向捐肝者家屬解釋細節，故不同意將肝臟捐給台灣醫院的病人。翌年，一名腦死亡病人的家屬同意捐贈屍

肝，本港亦沒有合適受贈者，醫管局諮詢家屬、衞生署、食衞局及得到台灣衞生部門確認後，獲准將屍肝捐贈予台灣醫院。但目前香港仍未有正式的跨境器官捐贈機制。

被問及香港有否考慮跨境器官捐贈機制時，張偉麟表示「永遠認同這件事……如果有（器官）剩下的話，可以幫助其他國家的人的生命。」並一直有與不同地區，如新加坡、台灣及內地探討跨境器官捐贈議題，但仍要視乎各地政府需求。

張偉麟強調，機制必須公平、公開、公正，及由政府之間建立平台，由有意與本港進行跨境捐贈的政府書面承諾管理事件，包括了解器官的去向，而不能在個別醫院之間建立，避免出現違法情況，以致打擊市民對器官捐贈的信心。此外，跨境器官捐贈是否成功，還要考慮運送方式、時間長短等技術問題。

勇於探索社會的演變

至於一度引起公眾關注、其後政府及不同團體亦曾討論的預設默許機制和降低活體器官捐贈年齡的問題，張偉麟認為這些全部都是價值觀，沒有對錯。當中需要關注的是社會上的接受程度和各方人士自身利益的平衡。

對於預設默許機制不被接受，他覺得此制度猶如一個硬性規定，一向崇尚自由的香港人不會接受。不過，他同時指出，「現在的香港是不能實行，但十年或二十年後能否實行，我就不知道。」他說過去這麼多年「都是叫大家要來幫忙，來幫人吧，那個器官捐出來能幫到人，一直都是說教育。突然說不用了，總之去世就能取（器官），你不想這樣就要說出來，其實這跟過往所有教育和培訓的理念都有一個很大的轉變。」而他最不想見到的，是出現一套硬制度，把捐贈者及受贈者放在對立面，這可能會影響市民捐贈器官的意欲。

至於降低活體器官捐贈年齡，其實早在2004年，已有女兒因

未成年而不能夠捐肝救母的個案；至2017年，同類的「鄧桂思事件」再引發相關討論，這次更有立法會議員想透過緊急修例暫時降低有關年齡。張偉麟說這其實是一個契機去檢討，今天經諮詢後，社會大體是希望維持年齡限制，「但難保十年後也是一樣，整件事都是演化的情況，我們需要勇於檢討和探索各方面的東西，否則你不知道社會在想甚麼。」

「所以我希望這些議題多敏感也好，最重要拿出來討論。討論的話，別人會表達意見和分析好處，最後拿個社會平衡。」

＊張偉麟醫生於2018年從醫管局退休，現擔任中醫醫院發展計劃辦事處總監。

協恩中學　蘇靜柔、楊卓諭、何展晴

張偉麟醫生除了介紹香港器官捐贈的歷史，更從規劃和執行的角度闡釋有關政策和措施。因此，我們認識到醫管局所考慮的因素，啟發我們思考很多新的議題。張醫生亦分析國際之間採用不同的器官捐贈制度及其利弊，從而讓我們了解到政策必須要針對香港社會本身的文化才能達致效益。近年，醫護人員努力突破技術上的限制，亦積極加強大眾對器官捐贈的理解。參與這次訪問讓我們感受到器官捐贈帶來的重大意義。

2.3 法例只能踢一步行一步

黃幸怡 | 人體器官移植委員會主席

訪談日期： 2018年3月28日

訪談學生： 馬文雅、周愷儀 / 香港浸會大學

李首駿、張永亮 / 伊利沙伯中學

1996年，政府根據《人體器官移植條例》第三條成立人體器官移植委員會，並於1998年條例全面生效後正式運作，負責處理非血緣關係和結婚未滿三年的活體器官移植申請，目的是防止器官買賣。黃幸怡是律師，2013年獲委任加入委員會至今。她說法例因應社會所需作出修改，但器官捐贈比率仍然持續偏低，最終的解決方案是要讓人懂得面對死亡，懂得如何幫助別人。

「九十年代公眾人士開始關注器官移植或捐贈而涉及買賣的問題，意思是指病患者有可能因急需器官而買下其他人的器官。」黃幸怡說當時社會反映不容許這種事發生，於是政府著手草擬法例監管，1995年《人體器官移植條例》獲當時的立法局通過，並於1996年根據條例成立人體器官移植委員會。

事實上，在香港首宗非血緣的活體器官（腎臟）移植於1987年出現時，香港只有《醫學（治療、教育及研究）條例》就遺體器官移植作出規管。按1992年的立法局文件，當年各國譴責將人體器官作商業交易及強迫「捐贈」器官，香港醫學會呼籲政府管制本港的器官買賣活動。政府認同醫學會的看法，認為單靠職業道德和醫生自律並不足夠，需要立法管制在生人士之間的器官移植事宜。

禁止商業交易

人體器官移植委員會是一個法定機構，負責處理活體器官移植申請，包括捐贈人和受贈人沒有血緣關係，或是夫妻結婚未滿三年的個案，或有血緣關係但又無法證明等個案。這些個案都需要經過委員會的審批，確保符合法例後，才可以進行移植。黃幸怡說委員會的責任是審查當中「有沒有牽涉利益關係，有沒有買賣器官的可能性。」

「法例最主要是禁止商業交易，也禁止了在利誘狀況下進行器官移植。」

二十四小時候命

黃幸怡稱，鑑於社會有意見認為活體器官移植的申請，除了醫護界自己審批，亦應有獨立人士從另一角度協助審批，所以委員會成立後便擔當這個角色。委員會成員主要來自醫療界、社工界和法律界等共九人，2013年首次被委任的黃幸怡，專業背景是律師，

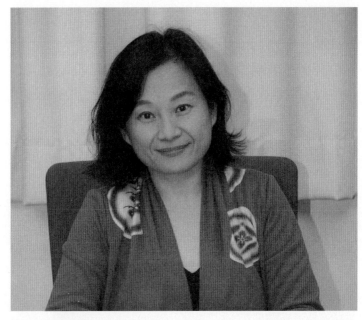

黃幸怡在審批活體器官移植申請的過程中，曾遇上一些有心人，大愛無私捐贈器官給陌生人，讓她感到人間有愛。

曾擔任輔助醫療業管理局委員和私營醫療機構規管檢討督導委員會委員。

　　她說由於某類個案如急性肝衰竭分秒必爭，因此委員需要二十四小時候命。「我自己試過有些個案要（在家中）等到凌晨三、四時。可能十一時三十分才致電告訴我們突然有這樣的案件，但就要等醫院給予齊全的申請文件，才可以入申請給我們看，我們便要等，等所有文件到齊，我們便審批。」秘書處傳真文件給委員，委員在指定時間傳真回覆表示意向，九名委員中有五個贊成，個案便會獲批，「緊急個案我們會先予口頭同意，然後再傳真（所需文件）。」

　　委員會自《人體器官移植條例》於 1998 年 4 月全面生效起至 2018 年 6 月 30 日，合共接獲四百零五宗活體器官移植申請，當中只有一宗個案不獲批准。對於申請獲批的成功率高，黃幸怡認為是與條例的設計有關，並稱每宗捐贈個案的申請，均要由醫生提交文件及作出申述，包括病人是否適合受贈、捐贈者是否適合捐贈等，而捐贈者亦要申述，如表達為甚麼他們願意捐贈，若當中有造假，兩者均需負上刑責，故若醫護「（對受贈、捐贈者）不信任也不會（將個案）交到委員會」。「試想那醫生背負何等大的責任？所以他沒有甚麼理由為了造假，而將他多年當醫生的資格送上。」

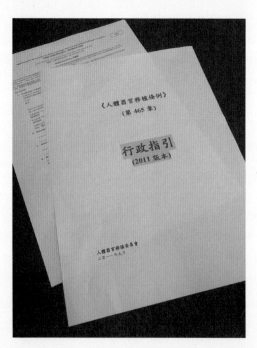

人體器官移植委員會設有行政指引，清楚列出有關器官移植的行政安排。

　　她表示，委員會負責審批個案，雖沒有調查的權力，也沒有

傳召的能力，但條例的設計令醫生及捐贈者需承擔法律責任，已為申請作了一重把關。委員會收到申請文件後，亦會仔細審閱，若有懷疑，會向有關人士索取更多資料查證，「感覺上好像每個案件也批准，但其實不代表我們在當中沒有提過意見或問過問題，但這些不會在我們公布的資料提及……因為很多是與病人私隱有關。」

委員會曾就捐贈者和受贈者的關係作出查證，她舉例，若申請人出生自內地，沒有香港的出世紙，他們需透過提供內地出生記錄、戶籍記錄等文件，以證明彼此的關係，「有時候是需要非常詳細的，例如一個申請人有七個兄弟姊妹，他們每個人都要作出聲明，同時交上相片證明他們的關係。」有需要時「要到民政事務處作一個聲明，從而證明資料正確無誤。」而為了更加理解捐贈原因，有時需要很多背景資料，即使在互聯網呼籲器官捐贈的留言，委員會都會留意。

審批中看到人間有愛

這些年的審批過程中，作為母親的黃幸怡，對一些關於小孩的過案特別有感受。她記得有一個年約兩歲的孩童急需器官捐贈，父母和家人都不適合，最後竟是媽媽球隊的隊友願意捐出器官，「令人難以置信」。而另一個案更加叫她無言，一個年紀更小的嬰孩，同樣是家人無法捐贈，沒辦法下家人在社交平台上作出呼籲，怎料「真的有人會舉手表示願意捐出身體一部份……雖然只是收文件，但這些個案真的令人感受到人間有愛。」

2016年，前中學校長胡文明的個案也讓她扎心。當年胡校長急需換肝，原有遺體捐贈，可惜最後離世者的家人不願而作罷，幸得副校長的太太願意捐出活肝，即使醫生告訴她，當時因耽誤了時間，病人的情況轉差，未必能接受移植，「她說她願意捐予其他等待中的人，這是十分無私和很有愛心的表現。」最後副校太太亦成功捐贈給胡校長。

2017年鄧桂思因急性肝衰竭要換肝，女兒還差三個月才到法定捐贈年齡，引致社會討論應否降低法定活體器官捐贈年齡或給予委員會酌情權。黃幸怡說委員會和部份病人組織曾嘗試就此事接觸和詢問律政司，在這樣的情況下，「醫生進行器官移植手術會否被起訴？有沒有方法可以使醫生不需要負上法律責任？」但在法律框架下，「我們不可能在不修例的情況下進行手術」。

黃幸怡說當時在報章得悉有立法會議員提出緊急修例時，由於事件涉及委員會的運作，即使當時沒有召開特別會議，委員都有心理準備，隨時接收修例通知的文件。不過，她亦指出「緊急修例要有很多預備和支持才可以進行」，所以「實際性並不高」。

其實早於2001年，政府及立法會已就活體器官捐贈的合法年齡進行討論。當時活體器官捐贈者須年滿十八歲，或為年滿十六歲的已婚人士，「但最後立法會認為已婚的十六歲人士未必有一定的成熟心智下決定，因此合法年齡應劃一為十八歲。」有關修訂於2004年獲立法會通過，至2011年9月正式實施。

她說任何修例都需要得到公眾的支持，之前要做研究和諮詢不同持份者，又要調查市民意向。但她看到當時在醫生中已有不同看法，如瑪麗醫院肝臟移植中心總監盧寵茂教授就反對降低合法年齡。黃幸怡指，大部份國家以十八歲作為一個基礎，是要考慮當時人的生理和心理各方面是不是已經到了一個成熟的階段去作出決定；至於那些沒有年齡界限的國家，「背後也是有程序的」，並不是純粹用年齡來衡量，有時要交給法庭審查，涉及的時間更長。

對「利誘」的界定

為了增加病人獲得器官的機會，醫管局提出器官配對捐贈方案，即是有病人家屬器官因醫學原因不適合自己的家人，卻與另一

類似情況的病人脗合，兩組家庭經配對後可以互相捐贈。由於涉及無關係在生人士的捐贈，必須經委員會同意。黃幸怡認為先要釐清法例上甚麼叫利誘（Inducement），「我捐出腎臟，便可以為家人換取器官，這樣的情況可不可以算作利誘呢？」為處理這個問題，立法會遂於2018年通過修訂人體器官移植條例，容許在香港進行配對捐贈。

事實上，瑪麗醫院早於2009年亦曾就其第一次交叉捐肝個案向委員會申請，並需要證明當中沒有利益誘因。雖然每宗個案都可以個別處理，但當申請個案的數字上升，黃幸怡說更加需要重新界定這樣算不算是利誘。

唯一拒絕個案

《人體器官移植條例》於1998年實施初期，委員會拒絕了一宗活體捐贈的申請，這亦是條例實施至今，唯一遭委員會拒絕的個案，引發了條例作出重要修訂。當年法例原本規定於進行在生人士間的器官移植手術前，必須作出安排，讓器官捐贈人及受贈人聽取解釋，得知有關程序、所涉及的危險，以及他們可隨時撤回同意的權利。1998年10月，一名三十多歲的男病人急需換肝續命，並已陷入昏迷，其內地親友願意來港捐活肝給他。當年委員會因涉及的預定器官受贈人在昏迷的情況下，未能按當時法例要求接受解釋和明白有關移植手術的程序、風險和權利，以致無權批核其申請。

該名病人最終離世，事件引起社會極大迴響，人體器官移植委員會同年建議政府修例。政府其後提出《1999年人體器官移植（修改）條例草案》，並於1999年2月獲立法會通過，准許病人因昏迷或精神上無能為力，未能接受法例所要求的解釋和明白其內容時，醫生可根據病人的情況而決定為病人進行移植手術。

該條例其後亦因應社會及委員的需要作出修訂，最近一次修例於2018年，食物及衛生局因應本港推行「器官配對捐贈」計劃，

而提出對《條例》作出修訂（即《2018年人體器官移植（修訂）條例草案》）。

法例不能完善器官捐贈

　　不過，黃幸怡認為修例並不能完全幫助器官捐贈，「因為改法例永遠都是踢一步行一步，有這樣的需求才會修訂法例。」她說器官移植最大的問題是病人很多，但遺體捐贈的數字卻沒有增加，病人有時需要接受活體移植，「雖然現在的醫術很好，但是捐贈者真的把身體一部份割出來，其實對捐贈者有一定程度的影響。」而解決問題的方法是「讓人們懂得面對死亡，懂得如何幫助別人。」

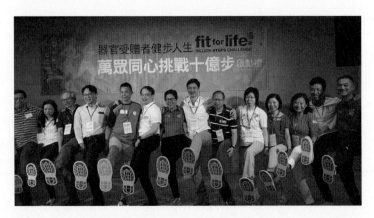

香港移植運動協會響應世界移植運動聯會舉辦「萬眾同心挑戰十億步」活動，呼籲全球支持器官移植者，於三個月內走十億步。黃幸怡出席該活動啟動禮。（受訪者提供）

　　在加入委員會前，黃幸怡對病人的權益有比較多認識，但「對器官捐贈可以說是零」。今天她已能對身邊的專業團隊及家人作這方面的講解，她的兩位妹妹亦已登記為器官捐贈者。

　　面對器官捐贈比率不足，社會人士提出不同方案，黃幸怡認為，「最終都是要市民認識器官捐贈。我們始終是中國人社會，對生死觀念一定會更加保守，大家都需要明白，人死後只有兩條路，

一是捐出遺體器官，二是將遺體火化，若果可以幫助其他人，我們又為甚麼不選擇幫助其他人呢？」

香港浸會大學　馬文雅

在訪問中，我真切地感受到黃幸怡律師是奉行「救人為先」的宗旨辦事，聽著她敘述捐贈者的故事，當中涉及的，已不再是白紙黑字的文件，而是一個個閃著微光尚待重燃的生命、和一份份滿滿的愛與犧牲。我們這個由大學生與中學生合作組成的團隊，衝破不少難關，最想告訴讀者的是：「請支持器官捐贈」。作為一位準教師，與中學生合作的意義不單是團隊精神的訓練，更是推行生死教育，為生命和死亡賦予新的定義。

3

COMPAN
GUARDIA
OF THE L

同行者與守護的道

3.1 器官捐贈是死亡後的副產品

蘇慶餘｜威爾斯親王醫院麻醉及深切治療部顧問醫生

訪談日期：	2018年4月30日
訪談學生：	王倩嫣、余景汶／香港浸會大學
	羅葭柔、葉櫻喬／伊利沙伯中學

現時香港是以「腦死亡」作為醫學上捐贈器官的準則，腦死亡是指腦幹功能喪失以致無法恢復的狀態，醫學界有嚴謹定義和程序判斷，要由兩位資深而又與器官移植事宜無關的醫生分別進行兩次測試，才能斷症。蘇慶餘醫生於1994年最先為香港危重病學會撰寫相關指引，並為醫管局引用為統一測試標準。作為深切治療部醫生，他首要考慮眼前病人的利益，器官捐贈只是在病人死亡後的副產品。

隨著醫療科技和深切治療專科的開拓與發展，腦部重創或中風的病人可以借助呼吸機等儀器維持部份生命表徵，但卻一直陷於昏迷狀態，引起醫學界對死亡定義的討論。

上世紀五十年代末的深切治療病房，這些病人持續昏迷，令當時醫學界不知如何處理，甚至求問教宗庇護十二世。蘇慶餘醫生指，當時教宗認為治療的決定是醫學，而非信仰問題，故醫生可以決定終止無效的治療，包括為病人停止呼吸機。

1968年，哈佛大學在《美國醫學會期刊》（*JAMA*）發表研究報告，認為腦死亡也是一種死亡，並發表了診斷準則（Harvard Criteria），開啟醫學界對此議題的探索。蘇慶餘指上述研究由器官移植引發，當時發表的準則與現時不同。

到了八十年代，國際醫學上，除了以「呼吸及心跳完全停止」作為死亡準則外，亦開始將「腦死亡」列為判定人類死亡的另一準則。不過，世界各地發展步伐不一，如英國和美國的概念及法制並不相同，香港比較受英國1976年的全英皇家醫學院聯席會議及其制定的腦幹死亡測試與引用普通法影響；而器官捐贈亦隨之以腦死亡為捐贈準則，因為捐贈者在呼吸機等維生儀器支持下仍有心跳，用以移植的器官仍能保持功能。

1994年香港推出首個腦死亡指引

蘇慶餘指，香港醫療界大概在八十年代中後期引入腦死亡的概念，當時本港仍未統一以腦死亡證實病人死亡，只有「個別醫院的個別醫生去做」。約在1985、86年，他在威爾斯親王醫院接受麻醉科專科培訓時，已有資深的醫生在深切治療部做腦死亡測試。「我不知道其他醫院是否更早便有，那是靠我們醫生自己的共識慢慢引入……當時所有事都不是很清楚……（不同醫生）有不同的做法。」

他說直至1994年，當醫管局的黎景光醫生推廣器官捐贈時，發現市民對腦死亡的認受性不高，對器官捐贈造成一定的阻力，故醫管局希望能統一標準，釋除市民的疑慮。黎景光問當時是香港危重病學會主席的蘇慶餘，學會能否擬定一個判斷腦死亡的指引，並跟他說：「如果沒有一個好的指引，你這樣做，他又那樣做的時候，對於要市民接受來說，就不是太好。」

蘇慶餘於是參考英國於1976年制定的相關指引，同時參考澳洲的指引，於1994年推出本港第一份腦死亡指引。其後隨着醫療技術發展及醫學界對此議題的認識增加，香港危重病學會對指引作出過幾次修訂。

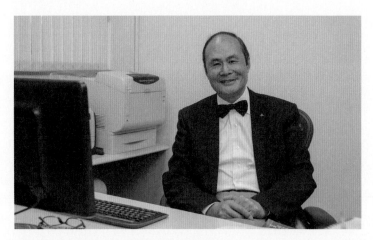

曾參與撰寫香港首個腦幹死亡指引的蘇慶餘醫生。每次為病人診治，他首要考慮眼前病人的利益，而器官捐贈是腦幹死亡的副產品。

延長死亡過程對病人沒好處

蘇慶餘1983年在香港大學畢業後，先用了六年時間接受麻醉科專科培訓，在最後一年，即1988年，遇上從澳洲來港、引入深切治療培訓的教授 T.E. Oh，於是再用兩年時間完成這個專科培訓。

作為一位深切治療部醫生，蘇慶餘說他當年首要考慮的，是眼前病人的利益。「我要決定能否繼續幫助這位病人，這位病人是否進入一個我已經幫不到他的階段？幫不到的話，繼續延續治療對他沒有好處。我延長他死亡的過程，對他好沒處。」因為他明白，腦死亡是指病人的腦幹功能喪失以致無法恢復的狀態，病人只是依靠醫療儀器維持殘餘的心跳和呼吸，等同死亡。

蘇慶餘認為器官捐贈只是腦死亡測試後的一個副產品，並強調他首要保護病人的利益，「而不是其他可能從他的器官獲得利益的人。他們是 secondary importance（次要），所以在指引裡，我們也規定哪些醫生才能（為病人）進行測試，就是那些一定沒有利益衝突的人。」這包括深切治療部、腦科、腦外科醫生。腦科醫生除了對腦死亡的認識較深，「我們覺得暫時或一段很長的時間內，腦部移植是不存在的，所以腦科醫生沒有利益衝突。」

腦死亡測試嚴謹

他指香港採用的腦死亡定義跟從英國，以腦幹死亡為標準，而非美國及澳洲採用的「全腦死亡」。腦幹位於腦與脊髓之間，是控制我們心臟跳動、呼吸的重要部份。「如果這些部份永久失去作用，那這個人沒有可能有任何有效的 function（運作）。」腦死亡的病人主要屬於意外死亡，如交通意外或者從高處跌下帶來的腦部創傷，其次是中風、腦出血等。

腦死亡測試的目的是證實病人的腦幹反射反應完全消失，不能恢復。蘇慶餘說，為病人進行腦死亡測試有兩個先決條件，第一是確認病人昏迷的原因屬不可逆轉，「我一定要有明確的診斷，我要知道他的腦部有哪些嚴重的病，而這些病又足以造成腦幹死亡。」不能單純因病人在街上昏迷入院，但沒有清晰的原因，就去做這個測試。第二是當病人沒有自主呼吸之後，要排除那些會導致病人短暫昏迷或腦幹暫時失去反射反應的因素，包括確認病人沒有

受低溫症、低血壓及電解質不平衡，或受藥物如麻醉藥及肌肉鬆弛劑影響等，才可進行七項腦死亡臨床測試。

腦幹喪失神經反應

腦死亡測試如何進行？

醫生會先測試腦幹反射反應，包括病人瞳孔會否對光線強度的改變有反應；亦會刺激角膜，看會否眨眼；之後會灌凍水入兩邊耳朵，如果昏迷者腦幹有功能，眼睛就會隨水的方向移動，即是水倒進左耳，眼睛會移向左邊，「最少要給五十毫升的水，還要觀察三十秒。」另會觀察刺激咽喉時，病人有沒有作嘔反射和咳嗽；亦會按壓眼窩眶上神經，察看其臉部或身體會否出現反應。最後是做窒息測試，「停了呼吸機，看病人會不會自己呼吸，因為腦幹有功能就會調節呼吸。」

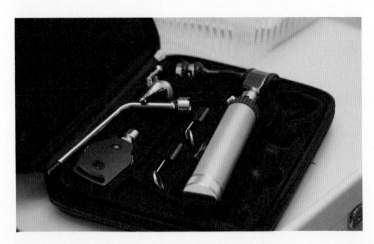

用以作腦死亡測試的工具。

當醫生覺得臨床測試不足以作決定，「例如根本不能打開他的眼睛，腫到看不到；或者他的耳朵塞了，凍水無法到達耳膜；又或

者創傷令他的脊髓出現問題，根本上他控制不了呼吸肌肉，所以即使他有呼吸意欲，都不能呼吸。」這時就要做其他檢查，看腦部還有沒有血液流動。 一般是做同位素掃描，「即是打些同位素，看看腦裡面有沒有血液供應。」

測試一般在深切治療部進行。醫生最少要持續觀察病人昏迷四小時後沒有腦幹反射，才可以做第一次腦死亡測試。不過，蘇慶餘說觀察多久也要視乎病人情況，「例如腦炎和缺氧，我們通常便要觀察長一點，即二十四小時之後。」曾經接受低溫療法的病人也需要觀察多些時間。第二次測試可以在第一次測試後任何時間進行，完成後醫生會宣布病人的腦死亡時間，這亦等同死亡時間。

不過，「縱使我們已做了很多，都做了幾十年，可能有些問題也沒有遇過。」蘇慶餘說他曾遇過一名雙眼患有白內障的病人需接受腦死亡測試，他擔心白內障會影響瞳孔對光的反應，而無法進行瞳孔反應測試，過往亦沒有案例可循。幸好他翻閱病人的診斷記錄，知道他入急症室時做過檢查，證明瞳孔對光有反應；之後病人兒子說父親平時看電視連字幕也能看到，眼科醫生亦認為白內障不會影響光反射，這才放心了。

植物人不等於腦死亡

判斷腦死亡分別由兩位資深並與移植事項無關的醫生獨立進行，其中一名是腦科、腦外科或深切治療部專科醫生，而另一名亦要有最少六年經驗，並對腦幹死亡測試有認識的專科醫生。「我個人有一個要跟的規矩，就是一定要junior（資歷較淺）先做，因為當senior（資歷較深）先做，junior就會覺得你們senior一定是對的；或者senior不對，他也不敢出聲。」蘇慶餘強調這不是守則，只是個人做法。

雖然同樣是昏迷，但植物人不等同腦死亡。植物人的「認知功能是消失了，他不知道發生甚麼事，不可以跟外界溝通，但他的

植物性功能，如呼吸、心跳等等仍保留的。」同時植物人不一定要儀器維持生命。蘇慶餘指植物人通常過了一段時間會很穩定，「如果處理得好，他會有很多年的生命。」他清楚知道腦幹功能喪失的人不會醒來，「而植物人我是沒那麼肯定。」

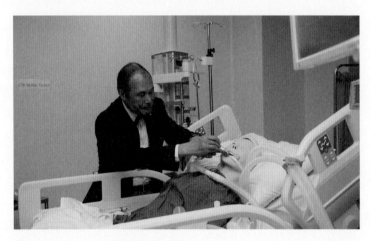

蘇慶餘醫生模擬如何為病人進行腦死亡測試。

2002年鳳凰衛視記者劉海若在英國旅行時，曾遇到火車出軌意外引致昏迷，報導說她腦死亡，但在內地接受針灸後蘇醒，令人懷疑腦死亡測試的準繩。蘇慶餘澄清：「她有腦創傷，但從來沒有接受過腦死亡測試。」所以根本不能斷定她是腦死亡。

與病人家屬建立信任

病人突然離世，家人已傷心欲絕，醫護如何向他們提出器官捐贈？蘇慶餘明白這是一個艱難的時刻，因為「這些腦死亡個案都是很突然的，突然間腦出血，突然間發生車禍撞傷頭。」一般從病人入院到進行腦死亡測試的時間很短，例如兩三天，或者更短，所以如何解說「是有點挑戰性的」。

作為醫生，蘇慶餘認為，與家屬建立一種令對方信任的關係很重要，「你也要了解家人亦很傷心」。在那種時刻跟家屬講解，「主要不是講道理，他們不是處於 rational mind（理性思考），而是 emotion（情緒狀態）。」

蘇慶餘通常會在做測試前向家屬解釋腦死亡的意思，有時經測試確定病人腦死亡後，家屬會以見到病人流眼淚、病人的腳動了一下等反應來反駁，他則會嘗試解釋這些表徵屬反射反應（reflections），有時更會帶家屬到床邊，再為病人做一次檢查，加深他們的了解。

若家屬仍然不能接受病人已逝世，他會先維持現況，不會即時關掉呼吸機，「給他們一點時間，之後再進行講解、教育，不要太對抗性。」並解釋診斷腦死亡，只不過是想告訴家屬「這個病人，我幫不到他，不要有一些不切實際的想法，以為他會好轉。」

不剝削病人捐贈機會

相比以前，他說現今社會對腦死亡的接受程度相對高一點，「我想未必是相信科學根據，而是社會上大致都有這個想法，都聽過甚麼是腦死亡，所以在他們腦裡面有這樣的東西。」

在完成第一次腦死亡測試後，蘇慶餘會介紹器官捐贈聯絡主任給家屬，亦會繼續支援那位潛在的捐贈者，因為他們的情況很不穩定，要照顧他們的電解質平衡、體溫、血壓等，讓器官維持功能。他認為縱使病人家屬在艱難的時刻，醫護仍需提出器官捐贈予他們選擇，「如果我不跟你講，就剝削了你這個機會，或者那個家人真的想捐贈器官。」

伊利沙伯中學　羅葭柔　葉櫻喬

2017 年的降低活體器官捐贈年齡限制的爭議，令我一直很關心這個議題，因此，我抱著一顆好奇心參加這個口述歷史計劃，一心想在這個議題上探個究竟。感謝蘇慶餘醫生不斷用幽默的例子和故事，生動地講解不少艱深的醫學知識，為我們上了精彩的一課。他還帶我們參觀深切治療部（ICU），親自講解整個腦死亡測試的過程，令我們大開眼界。

3.2 器官捐贈是雙贏的

古慧敏｜瑪麗醫院中央護理部高級護理主任

訪談日期：　　　　　　　　　　　　　2018 年 4 月 25 日
訪談學生：　　　　　　　陳家豪、郭文禮 / 香港浸會大學
　　　　　　　　　　　吳頌銘、藍心怡、林滌昕 / 華英中學

醫院裡有一群護士，每日遊走於生死之間，擔當器官捐贈與移植的橋樑，讓無數生命得以延續。他們為腦死亡的離世者家屬提供器官捐贈選擇，並跟進整個捐贈流程。這個職位於 1988 年由瑪麗醫院率先設立，由於當時的器官移植只有腎臟移植，故起初由兩名腎科護士擔任，稱為器官移植聯絡主任，譯自英文 Organ Transplant Coordinator。三十年後的今天，已有九位護士擔任此職。古慧敏於 2007 至 2015 年為其中一員，見證著當中的變化和面對的問題，期間爭取易名為器官捐贈聯絡主任，以能更反映其工作性質。該職位後來於 2015 年正式易名。

本是腎科護士的古慧敏，因為升職的契機，於2007年12月當上器官移植聯絡主任（下稱聯絡主任）。但她對器官捐贈並不陌生，「腎科護士幫病人洗血及洗肚，最終都希望他們有一個腎去移植。」只是轉職後，她對新的工作模式亦要經歷一段適應期。

聯絡主任會先為離世者家屬提供支援和輔導，並向他們提供器官捐贈的選擇，若獲家屬同意捐贈，就會聯絡移植團隊，協調和統籌整個捐贈流程。上任的第一個月，她像徒弟般跟著師傅學習，這是當年唯一的培訓，之後便要自己獨立工作。「第一年我很不習慣，很不舒服……（因為）每一個 case 都是死亡個案，面對的家屬每個都在哭。」那時她經常睡不著，壓力很大，連做夢都夢見病人腦死亡後會復生，完全調整不了自己的角色。

一年後古慧敏開始明白，器官捐贈其實「是雙贏（win-win）的，幫到（捐贈者）家人，亦幫到那位病人，即是受贈者。」她作為醫護人員，看到捐贈者合乎腦死亡的捐贈條件，「那麼我們給予一個選擇給家人，看他會否做這個決定……有些家屬是沒有想過的，但當我們給予器官捐贈這個建議後，他們會覺得（死者）會想做這個行動。」並為同意捐贈器官的決定感到欣慰。

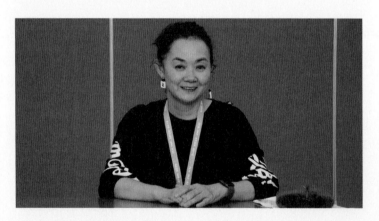

古慧敏任職器官捐贈聯絡主任期間，成為了器官捐贈與移植的橋樑，讓無數的生命得以延續，同時伴隨離世者家屬走過哀傷。

家人不敢替死者做決定

早期香港社會對器官捐贈的認識不足，有時會有負面的反應。古慧敏以前有一位同事遇過死者家人跟她說，「如果你是男人，我已經打了你。」今天很少再有這種語言暴力，拒絕捐贈器官「最主要是因為他們不知道家人的意願」，不敢替死者做決定。

「現時最多拒絕的原因仍是說想保留全屍，但（作為）前線，感覺這不是真正原因，而是他不知道如何推卻我們……（家人）最大的掙扎是不知道死者的意願，因此會用保留全屍作藉口。」

這時古慧敏會問家屬，死者的為人如何、平時喜不喜歡幫助人，其中最重要是了解他們平時會不會捐血，「因為多數願意捐血的，都願意捐贈器官。」有時「說著說著，便會說既然器官捐贈也是幫人的，那就做吧。」

首要幫助家屬度過艱難時刻

家人面對至親突然離世，頓覺晴天霹靂，在頭昏腦脹的情況下，尚要作出器官捐贈的決定，殊不簡單。古慧敏說首要工作是要先幫助家人度過難關，「因為我們的個案的死亡是很快、很突然，所以如果你要那個家人在很短時間內去接受這個死亡，其實很艱難。」此刻他們會盡量提供援手，「長遠的當然不可能，但（家人）有甚麼最逼切的需要，我們要先回應，幫他度過這兩、三天。」之後當醫生正式宣布病人腦死亡，他們便會在家屬心情平復一點的時候，提供器官捐贈的選擇。

若家人願意捐贈，聯絡主任便開始做協調工作，跟移植團隊溝通，安排檢測，「每一個器官都要獨立做一些檢查」。每次牽涉的移植團隊和病房或會不同，古慧敏說處理一宗個案，來來回回要打三百多通電話。

2009年，古慧敏接獲醫生通知，一名在深切治療部留醫的兒

童被證實腦死亡，她隨後到病房與兒童父母傾談，「當時是我第一次見到這對那麼年輕的父母」。那名母親掙扎了很久，決定不捐出孩子的器官。古慧敏當日懷著一顆同理心，體諒及尊重家人的意願，「我想媽媽懷了他十個月，是會心痛一些，會不捨得一些……那個小朋友很可愛，很年少的。」其後，該名母親與胞姐傾談後，改變主意，同意捐出器官，成就了全港首宗兒童換心個案。

腦死亡不易理解

　　每宗器官捐贈是離世者的大愛，而家屬能否理解和接受腦死亡，屬商議器官捐贈過程中的關鍵因素。古慧敏稱，不是每個醫生都接受過向家屬講解腦死亡的訓練，難免「會用很多醫學名詞，那麼家人一般就不能夠明白。」加上中國人的文化促使家屬不太敢問醫生事情，或會令他們因不明白箇中概念而拒絕接受腦死亡。

　　聯絡主任在此階段的角色，舉足輕重。古慧敏會用淺白的方式向家人解釋，腦死亡等同「是一個電掣，一個總掣，關了就不能回頭。」有時甚至會帶家人觀察病人的生命表徵，如到呼吸機前，「叫他們看看呼吸機設定了十八或十六，（病人呼吸的次數也）沒有多或少，即是指他（病人）全依賴呼吸機來呼吸。」以證明病人已經腦死亡，不能再自主呼吸。

　　古慧敏曾經遇過一個印象很深刻的個案，一個十六、七歲的法國年輕人，因為踏單車遇到意外，由東區某間醫院轉送到瑪麗醫院。其父隨著他四處奔波，年輕人在這過程中被證實腦死亡，惟中間遇到很多不同的醫護人員，在解釋腦死亡時有些出入，令他很激動。「因為他有很多不知道的細節要求證」，所以無法接受兒子已離世，最後要親眼看到兒子腦掃描的影像才相信和明白。「如果個案中的護士、醫生能有（向家屬解說腦死亡）的培訓，就能用統一口徑說話（speak in the same language），家人會較能接受（病人已）死亡。」

這種看重與前線醫護人員有無縫合作的課題，是全球器官捐贈率最高的西班牙所倡議的，「他們的捐贈率比我們高差不多七倍」。古慧敏於2014年修讀了為期一年的碩士課程，期間在西班牙的醫院實習了八星期，其餘時間於香港下班後跑回家上網學習。

她看到當地的醫院是由一隊人及整個辦公室處理器官捐贈事宜，每個個案由一名醫生和一名護士負責，「我們就只有一人，一個護士去處理幾間醫院（的器官捐贈事宜）。」古慧敏希望某些複雜的個案可以有兩個聯絡主任負責，「因為要照顧家人的悲哀……實在分身不了，但另一頭的電話卻催促你快點抽血，要做測試。」不同器官需要做檢測、安排 X 光和處理不同事項，「當移植團隊催促（call）我們快點確認那個器官適不適合時，家人卻未準備好，仍需要我們去照顧。」

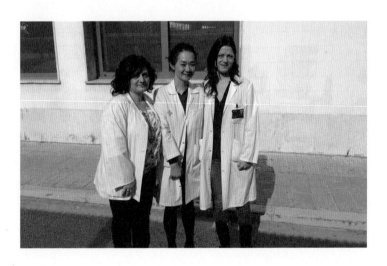

古慧敏於2014年前往巴塞隆拿的醫院 Hospital de Bellvitge 實習，了解當地器官捐贈的運作模式。圖為她與當地器官捐贈聯絡主任的合照。（受訪者提供）

另外，西班牙的腦死亡病人集中於深切治療部接受治療，屬於一對一的護理服務，醫護人員會懂得處理維生指數有很大波動的瀕臨腦死亡病人，甚至有一張指定病床照顧這些病人；至於香港的腦死亡個案，古慧敏說除了在深切治療部，還分布在內科和腦外科病房，加上醫護與病人的比例不是一對一，當病人出現血壓波動或尿崩這些狀況時，若未能得到支援，便會失去潛在捐贈者。

對於西班牙器官捐贈團隊運作模式是否值得香港借鏡，古慧敏稱，雖然每個地區的政策及架構略有不同，但她希望醫管局能夠投放更多資源，建立一個專業、有足夠知識處理每宗個案及能照顧捐贈者家人的團隊，「這是我們的 dream（夢想），這是我們 the way forward（未來的目標）。」

她認為醫管局亦應為腦外科及內科的醫護提供辨識腦死亡病人及照顧家人的培訓，「那麼我們便能無縫合作」。

主動尋找潛在捐贈者

除了等待醫生轉介，為了尋找捐贈者，古慧敏也會主動出擊，早上拿一杯咖啡到病房和醫生護士打招呼、說早晨。這是西班牙醫護人員教她的。聯絡主任和前線醫護打好關係，可推動他們轉介潛在捐贈者，「這不是他們（醫護）的主要工作，因此會容易忘記轉介個案……（但如果）公關做得好，他們自然記得你。」

而當她在內科病房看到有病人用呼吸機時，就會倍加留意，「因為瀕臨腦死亡的個案都是用呼吸機的」，然後跟醫生商討這病人是否合適的捐贈者，希望不會有所遺漏。

不要高估自己的能力

古慧敏 2007 年上任時，醫管局轄下有四名聯絡主任，負責全香港十五間設有急症室、深切治療部和手術室，可作器官捐贈的醫

院。那時候醫管局還沒有將醫院按區域細分為七大聯網，她除了負責港島區的瑪麗醫院、律敦治醫院、東區尤德夫人那打素醫院外，還有九龍的廣華醫院，「要不時探訪她們，看看有沒有（合適）個案，作一些宣傳，讓她們知道你的崗位。」

多年的經驗中，古慧敏倒有一個難忘個案，提醒她「不要高估自己的能力」。原來捐贈者是她兒子的好同學的爸爸，她希望親自為看著長大而突然失去爸爸的年輕人進行輔導，並提供器官捐贈的選擇給他。她亦希望自己能如平時般理智地協助病人家屬面對死亡，豈料這次投放了個人感情，令自己「很辛苦，喘不過氣來。」因此她勸喻同事，「你只有一個角色，就是當一個護士。」

要突破傳統宣傳框架

器官捐贈聯絡主任今天已增至九名，負責照顧全香港醫院的器官捐贈個案。古慧敏說資源愈多愈好，不過她認為政府並沒有投放太多資源在醫院，卻投放了很多資源在宣傳上。而這些關於器官捐贈的宣傳活動「都不外乎傳統式的宣傳手法」，她覺得「香港需要一個突破」。

「我覺得器官捐贈在香港是一個禁忌……大家會將器官捐贈與死亡掛鈎。其實器官捐贈是死亡後發生的事，是在死亡後將這份最有意義的禮物捐出去，送給有需要的人。」

她覺得器官捐贈如果可以「入屋」，便是一個突破，例如在電視劇集裡出現；而且應該要「貼地」，成為市民茶餘飯後討論的話題，「捐贈卡不只是放在醫院、診所，我不明白為甚麼不能放在惠康、百佳呢？」

不是「死亡使者」

工作總是接觸死亡，曾讓初入行的古慧敏害怕，「現在看待死

亡是寬容了」；她甚至覺得「能夠幫助捐贈者家庭的滿足感比（幫助）受贈者大，因為可以讓他們接受死亡和有捐贈這個選擇。」這亦是她在護士生涯中最滿足的歷練。

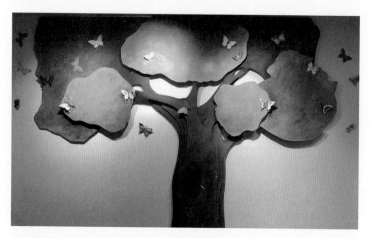

瑪麗醫院於 2017 年在院內設置「愛心樹」角落，向器官捐贈者及其家屬致敬，並為他們及有意捐贈器官的人士提供思考空間。

這位曾被傳媒封為「死亡使者」，又或「生命說客」的女將，2015 年成功爭取將沿用了二十多年的「器官移植聯絡主任」改名為「器官捐贈聯絡主任」，「讓人明白我們到來的目的，是幫家屬選擇，而不是來取器官的。」

華英中學　吳頌銘

古慧敏女士的訪問令我對生命有新的看法，也改變了傳統的觀念，更重要的是認識器官捐贈面對的困難，引發我思考可以怎樣在香港進一步推廣有關的工作。我希望器官捐贈能夠獲得更多人的認同並積極參與，讓等待器官移植的人士能夠重燃對生命的盼望。

守護每一個生命

3.3

胡婉芬｜瑪麗醫院高級臨床心理學家

訪談日期： 2018年4月17日

訪談學生： 關明浩、鄧子泓、潘駿賢／香港浸會大學

陳樂琳、陳子昕、羅兆茹／協恩中學

進行器官移植手術前，器官受贈者和活體捐贈者除了通過身體檢測，還要接受臨床心理評估。臨床心理學家於1991年香港第一宗肝臟移植開始為器官移植提供心理評估，而隨著活體捐贈的引入，評估內容亦要不斷更新以切合時代所需。胡婉芬博士和她所屬的瑪麗醫院臨床心理學家團隊過去二十多年的工作，就是要讓受贈者和捐贈者在心理上裝備自己。他們要維護的不僅是危在旦夕的病人，還有活體捐贈者的最佳利益。

　　器官移植在八、九十年代不如現今普遍，在那個年頭屬「一件大事」。直至1991年開展首宗肝臟移植手術時，器官移植團隊認為需要臨床心理學家為病人進行心理評估，臨床心理學家才首次參與其中，當時未有先例可循。

　　胡婉芬博士於1994年加入瑪麗醫院，1995年首次負責一宗肝臟移植個案的心理評估。起初每年處理的移植評估個案寥寥可數，團隊需「摸著石頭過河」累積經驗，逐步為各類器官移植，即心、肝、肺、腎，發展一套臨床指引，對捐贈者及受贈者進行心理評估，了解他們是否在完全知情並同意下，接受或進行捐贈，並充分了解手術程序及有足夠心理準備。隨著移植技術日益成熟，現今其部門每年處理的器官捐贈者及受贈者評估個案達約五百宗。

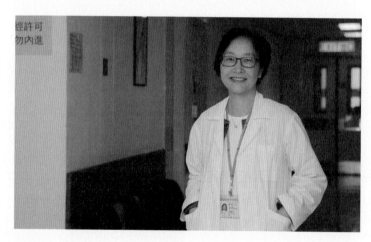

胡婉芬博士與臨床心理學家團隊一直引領器官捐贈者及受贈者思考，讓他們清楚自己的意願後才作出決定。

評估受贈者受惠程度

　　判斷受贈者是否適宜進行手術，在於病人在器官移植後的受惠程度有多大，「所以受贈者對移植後的協作意願是最關鍵的」，即是除了對受贈程序的認識、受贈的意欲外，臨床心理學家亦要估

計病人「移植後是否能跟從醫療團隊提供的建議，例如吃藥、覆診、飲食和生活上的調節等。」

但同時，臨床心理學家並非單純就手術對象是否已準備好而作出判斷，亦要偵測潛在的問題，如病人能否摒棄一些損害器官的壞習慣，例如吸煙和飲酒等。胡婉芬有一個肝臟移植的個案，病人身體狀況非常嚴峻，短期內若得不到肝臟移植將無法生存，但他卻「未戒酒，亦未有一段時間做到脫離酒精。」甚至從評估中，「觀察到他未有動力和動機去戒酒」。她稱，喝酒會影響肝功能，令新移植的肝臟變差，故心理評估會預測病人換肝後再喝酒的機會有多高，並將情況反映給醫療團隊，讓他們決定病人是否適合放在輪候名冊上。據她了解，病人最終沒有被納入輪候名冊上。

讓捐贈者冷靜思考

至於活體捐贈者，判斷的關鍵因素在於驅使他捐贈的原因，「因為對一個健康的人，捐贈手術無疑會對他們的健康及性命帶來風險。」胡婉芬說評估就是要保障捐贈者的權益，希望他們「清楚理解整個手術的含義，而非只是（知悉）成功率、風險等表面資料……（亦包括）對手術後將會面對生活與人生上的改變，有全面的考慮。」

胡婉芬明白在緊急的情況下，一般人都會心急想救人，「捐贈者很多時候都會有時間壓力，要快速做決定，往往會對當中所牽涉的事考慮得不充足。」而臨床心理學家就是擔當平衡的角色，「提供時間和空間讓他們冷靜下來，引領他們多想一點，對捐贈器官的種種問題作深入理解和考慮，讓他們能清楚自己的意願和決定，能在心理上裝備自己，面對當前龐大的醫學程序。」

胡婉芬指出臨床心理學家會向捐贈者提出很多問題，希望找出他們捐贈器官的原因，特別在非親屬關係的捐贈上，評估中會問及捐贈者「為甚麼會有捐自己的器官給一個不認識的人的想法」。

她說捐贈者的動機可能既複雜又難以理解的，面對這些問題，他們有可能感到受挑戰及有壓力，反會埋怨「捐贈是想要救人，為何還要提出這麼多問題，浪費許多時間？」

臨床心理學家亦明白這些捐贈者多是從報章上得悉有人急需器官移植而提出捐贈，「他們可能是一番好意想幫助人，但沒有想得很仔細。我們就是要幫他們多想一點，引導他們考慮其他可能牽涉在內的問題。」肩負向醫療團隊提供專業意見的重任，臨床心理學家需讓捐贈者重新思考自己的決定。而在胡婉芬的經驗中，最終會有捐贈者經過悉心考慮後改變決定。

談及捐贈者的動機，胡婉芬稱需小心評估當中有否利益牽涉在內，雖然實際上很難做到，但評估後沒有發現當中牽涉利益，便已足夠。

面對那些危在旦夕的生命，胡婉芬有時也會感到糾結，但她一直堅守一個信念，「我們要保護的不僅是受贈者，還要保護捐贈者，因此我們希望工作不僅僅是為了受贈者的最大利益，同時也是為了捐贈者的最大利益。」

避免捐贈者為救人忽略自己

捐贈者為了救人，可能忽略自身要承受和面對的情況，這同樣存在於親屬間的捐贈。她記得有次半夜三更被緊急召回醫院，原來一位女士當知道哥哥情況危急、要進行肝臟移植後，就在短時間內趕到醫院，「完全沒有空間思想」。胡婉芬問她知不知道捐肝的後果是甚麼、家人會有甚麼想法、有否想過捐肝後會對工作及家人照顧方面的影響，讓她清楚問題所在。對方表示沒有想過，並需要知道更多肝臟移植、捐贈的細節，和跟丈夫商量。幾小時後醫療團隊再聯絡胡婉芬時，這位女士已有更多資料及了解丈夫的想法，決定捐肝。「當理清這些問題後，她捐肝的意願就會更加清晰。」

胡婉芬承認這些短暫的會面「不能保證完成評估後就一定不

會有任何閃失」，但她認為透過傾談，有助捐贈者在心理上有適當的準備。「若沒有人跟你說過，你可能不會去想，資料即使有看，可能沒有深究。但仔細談過後，（這些引導）可能在他心裡和腦裡存在，也幫他消化這些資料，讓他在心理上有更好的準備。」

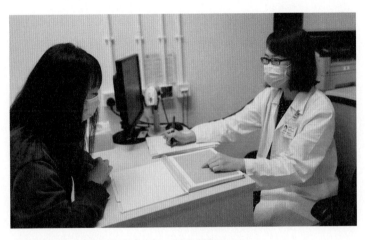

臨床心理學家為移植個案進行心理評估。（受訪者提供）

來自家人的壓力

親屬間的捐贈有時還有來自家人的無形壓力或責任。在評估過程中，雖然有些親屬不會直接表示不想捐，但是他們的很多表達方式和言語，令臨床心理學家對他們捐贈的自願程度存疑，「心理評估的功用，就是幫助捐贈者清楚了解及表達自己捐贈器官的意願。」碰到這個情況，「我們會先告訴醫療團隊，然後由醫療團隊與捐贈者商討跟進的方案。」

胡婉芬亦透露，親屬間捐贈中，最多的個案原來是由子女捐給父母。當中會有父母顧及到子女的工作、健康或其將來的計劃會否受手術影響，不希望子女承受任何風險而拒絕。臨床心理學家介入，可幫父母釐清顧慮，幫助他們清楚理解器官捐贈的資訊，然後

再作決定。她稱，父母通常會在手術對子女的風險和接受移植後對自己及家庭的效益之間考慮。

不過，胡婉芬強調，臨床心理學家的工作不是負責決定能否進行移植，而是將情況反映給醫療團隊，並提供意見。她粗略估計大概有六、七成個案能順利通過心理評估，但即使通過了心理評估，並不代表一定會進行器官捐贈，仍會受其他因素影響。

臨床心理學家有時會在評估中發現一些問題，如被評估對象的家庭支援比較弱，手術後需要其他人照顧或在情感上作出支援，故除了在會面後的報告帶出問題外，「亦要思考我們能夠做甚麼去支援，像是為他們提供心理治療或可以進行一些轉介，比如找精神科醫生、社工或其他人。」

澄清理解錯誤的地方

病人的病情惡化至需要考慮器官移植時，會被轉介作術前評估，心理評估是多項術前評估的其中一項。病人通過術前評估後，會被列入輪候移植名單，當出現捐贈者時，臨床心理學家除了要評估捐贈者，亦會再次評估受贈者，「我們要就著受贈者是否願意接受捐贈者的捐贈再作評估」。

在程序方面，通常是一位臨床心理學家負責評估獲配對的那對受贈者和捐贈者。胡婉芬指，特別是在兩者有親屬關係時，這種安排在運作上更能知道彼此的關係和明白雙方的需要。不過有時在緊急情況下，亦未必可以由一人負責評估。不管面對受贈者或捐贈者，心理學家都會以眼前那位的最佳利益為大前提。

事實上病人對接受器官移植的意願，在不同階段可能會出現變化。的確有病人曾表達接受器官移植，卻「在臨門一腳的時候說自己未準備好，不做手術。」她說需接受心肺移植的病人考慮或許較多，例如需接受心臟移植的病人認為自己「行得走得」，身體還算可以，移植後身體卻要一段時間才能復原；亦有需接受肺移植的

病人覺得手術後要面對的情況更為複雜和擔心移植風險而卻步。這時臨床心理學家扮演的角色是理解病人選擇不做移植手術的原因，為他們重新進行心理評估，以徹底了解他們意願。

即使手術成功，並不表示臨床心理學家可以全身而退，有時還有後續的臨床輔導。胡婉芬有一個案例，太太捐肝給丈夫，丈夫接受手術後因無法做回原本的工作，出現適應困難，後悔做了移植手術。太太受到丈夫的情緒影響，也開始對自己當初的捐肝決定感到後悔。二人持續接受了一段時間心理輔導，進行伴侶形式的治療，過程中除了提升丈夫移植後的適應能力，亦幫助太太理解丈夫術後情緒，讓他們一同適應新的生活。

新的問題會陸續出現

胡婉芬指出，臨床心理學家的評估工作還包括跟進捐贈者及受贈者於術後三個月和六個月的情況。超過二十年的工作中，她看過捐贈後「家庭從因家人大病而有重擔和憂慮，然後回復完整性……又或做完移植後，捐贈者和受贈者的關係變好或關係更鞏固」的開心故事。但當中還是有些案例，讓她「見到不同的家庭張力及家庭關係中的複雜性，人與人之間和倫理關係道德上很難判斷的問題。」

從最初在瑪麗醫院工作時只有三名臨床心理學家，到今天發展至約十三名，當中四至六人會定期負責器官移植相關心理評估，其餘亦會加入二十四小時候命名單，有需要時協助評估。

胡婉芬稱，早期沒有器官捐贈及移植心理評估這方面的專家，「我們的前輩其實都是一邊進行評估，一邊累積經驗，之後發展出一些指引，慢慢因應技術的發展，我們又會不斷更新評估模式。」過去二十年，其部門已隨著活體捐贈、非親屬活體捐贈、配對捐贈等的器官移植方案的發展，在評估指引中加入適當的指導，並約於1999至2000年間起，展開二十四小時隨時候命的服務，應對危急

的換肝個案。

　　胡婉芬相信日後仍不時有新的問題出現，她和同事會一起思考如何處理，維護捐贈者和受贈者的最佳利益。

香港浸會大學　潘駿賢

口述歷史尋求「活」的史料，把歷史與當下緊扣在一起。胡婉芬博士的訪談填補了大量本來空白的資料。她提及感人的真實個案，令我們了解到器官捐贈背後一些鮮為人知的故事，有茅塞頓開之感。這次的口述歷史計劃不但提高了大眾對器官移植和捐贈的認知，更讓我們反思可以如何更進一步。作為一個歷史系學生，計劃令我更加深信歷史不是一門「離地」的學問，而是一門與社會相連、能貢獻社區的「活」的學問。

3.4 與病人一起走過數十載

周嘉歡 | 香港移植運動協會創會榮譽會長

訪問日期： 2018年3月26日

訪問學生： 王文龍、李美彤 / 香港浸會大學

盧作霖、何萬曦、沈朗軒、蘇諾晴 / 華英中學

作為腎科醫生，周嘉歡深深體會腎衰竭病人在等候換腎前接受洗腎的苦況，並自上世紀八十年代開始，一直關注器官移植相關事宜，與病人同行。作為移植團隊之一員，深感目前醫療體制下相關方面的不足，遂透過參與非牟利組織，支援移植病人及積極推廣器官捐贈；2008年周醫生與病人創立香港移植運動協會，希望以運動為受贈者鍛鍊強健的體魄，重建信心，並連結捐贈家庭，一起推廣器官捐贈。

周嘉歡醫生 1980 年醫科畢業後原想當婦產科醫生，但因在實習期間遇上胎死腹中個案，在迷失之際，當時伊利沙伯醫院內科顧問醫生楊永強邀請她加入內科，之後她更選擇腎科作為培訓的專科。那時她接觸到不少末期腎衰竭病人，只能依賴洗腎延續生命，但「洗腎不是一個最徹底的方法，它只能清除體內水分和部份毒素。」多數病人不能生育，當年她目睹不少女病人因而被丈夫及奶奶嫌棄、甚至被迫離婚，亦有病人因此而自殺。

　　即使數十年過去，周嘉歡仍對一位年輕病人無法釋懷。「政府當時的政策是五十五歲以下的家庭經濟支柱，結了婚要養家的人，才有資格洗腎。」該名病人當時二十多歲及未結婚，不符合資格，但周嘉歡每個星期偷替他洗腎。數個月後，病人肚皮留下一條條疤痕；直到那年冬天，因洗腎次數多，喉管怎樣也插不進去，「我知道他很痛苦，但我就是沒有辦法幫他，當那位病人在我面前死去時，我十分難過⋯⋯若有一個腎可以換給他，他就能重獲新生，不用受那些痛苦。」

　　這些經歷令周嘉歡從此關注器官捐贈，因為只有移植，才真正能夠幫助這些病人脫離苦海。

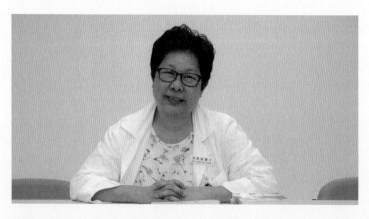

從醫三十載的周嘉歡醫生推廣器官捐贈不遺餘力，將箇中的大愛精神帶到社會不同的角落，更帶動移植者參與運動會「動起來」。

　　1991年，伊利沙伯醫院第一次進行遺體腎臟移植。周嘉歡是移植團隊一員，負責術前篩選和術後照顧病人，並一直留在移植團隊，直至2016年退休。

　　除了在醫院照顧病人，她亦積極透過參與非牟利組織，幫助移植病人和推動器官捐贈，並先後擔任香港腎科學會及香港移植學會主席。她說香港腎科學會一向注重病人復康，為病人舉辦了不少體育及康樂活動，「我們很平民化，例如聽音樂會。病人說很大感觸，他們覺得醫生關心他們。」

　　2007年，周嘉歡擔任香港移植學會會長。那一年，她作了一個大膽決定：招募二十一位器官移植病人前往泰國參加第十六屆世界移植運動會。她指中國人的傳統觀念認為生病便要在家休養，但其實運動在整個復康過程中很重要，她希望病人透過鍛鍊身體，除了強健體魄，還提高自信心，活出更精彩的人生，「令更多人知道受贈者在接受器官移植手術之後與常人無異，甚至比普通人更積極健康。」

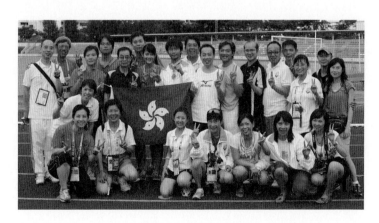

移植運動員在2007年的世界移植運動會田徑項目中獲取佳績。（受訪者提供）

當時泰國的酒店環境十分惡劣，老鼠、蟑螂都有，但病人卻玩得特別開心，「他們以前以為生病了，便沒有能力做事和運動，但去了運動會，發現原來別人能做到，自己也可以做到。」特別是小孩子的轉變更明顯，「他們在手術後身上會留下很大的疤痕……令他們（在學校）不願意上體育課、不想在別人面前換衫、也不願意游泳。」運動會之後，他們明白到原來別人不會在意疤痕的存在，自己也不再在意了。這班過往只躲在父母身後，不跟人說話，只愛「打機」的小孩，變得「整個人都開放了，與不同人『雞啄唔斷』聊天，有很大的進步。」

運動會的意義

參與運動會後，這班香港隊員覺得自己也有責任推廣器官捐贈，於是在 2008 年組成了香港移植運動協會，周嘉歡當創會榮譽會長，之後還曾到澳洲、瑞典、南非、阿根廷、西班牙等地參與世界移植運動會，及於 2008 至 2012 年間到內地參與三次中國移植運動會。周嘉歡希望受贈者明白，運動會不僅是玩樂，而是「別人幫了你，你也要幫別人，因此你也有責任去推廣器官捐贈，讓更多和你一樣的人有機會受惠。」

由於不是所有人都可以前往外國參與運動會，2012 年他們首次在香港舉辦器官移植及透析人士運動會，之後每兩年一屆，每屆都吸引了約六百名運動員參與，並約有八百名來自不同界別的義工相助，如來自學校、消防界別、體育機構等，亦會邀請捐贈者家屬參加比賽和頒獎。

周嘉歡稱，舉辦香港移植運動會的目的之一，是讓捐贈者的家人見證家人捐出的器官，確能讓別人生活得那麼健康，「跑得比他們還快」，鞏固他們捐贈器官的意念；義工亦可成為推廣的「種子」，讓更多市民認識器官捐贈，解除外界「以為換了器官後不能做事」的錯誤觀感。她更盼望將來可在香港舉辦世界移植運動會。

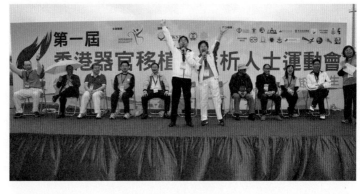

香港移植運動協會於 2012 年首次在香港舉辦器官移植及透析人士運動會，周嘉歡醫生及時任食物及衛生局局長高永文亦有出席。（受訪者提供）

面對重重困難

推廣器官捐贈從來就不是一條直路。周嘉歡還記得八十年代初剛進內科病房工作，有次跟護士長討論某個病人可作器官捐贈時，護士長卻稱「我真的不會簽（捐贈）卡。簽了卡，醫生不救我怎麼辦⋯⋯那時候連護士也這樣想，市民又會怎樣想？所以可以想像困難有多少。」

到了 2017 年，香港每一百萬人中有六名器官捐贈者，以器官捐贈率高見稱的西班牙則是四十六點九人，兩者相差接近八倍。周嘉歡曾跟來港的西班牙專家探討原因，「他們說我們已經很不起了，因為他們人手是我們的十倍，才做到這成效，香港的醫生、器官捐贈聯絡主任已經很搏命，但我們實在不夠資源。」

她指外國的器官捐贈者大部份來自深切治療部，但因為本港醫院人手、床位不足，深切治療部可以照顧的潛在捐贈者數目有限，故本港不足兩成的捐贈者來自深切治療部，其餘來自腦外科或內科病房。同時，本港醫護人員的工作量十分大，而移植團隊需處理日常病房、門診等各種工作後，再額外處理移植相關的工作，也就是說沒有專人專管，自然不可能令器官捐贈情況有所改善。她認

為政府應增加人手及資源，明確處理器官捐贈及移植的工作。

提升腦死亡測試比率

　　器官捐贈是以腦死亡作為捐贈準則，腦死亡病人集中在醫院的深切治療部、腦外科和內科病房。一般而言，會由醫護轉介潛在捐贈者，亦即懷疑腦死亡的病人，以進行腦幹死亡測試。周嘉歡說由於醫護人手不足，特別是腦外科手術時間很長，即使病房裡有潛在的捐贈者，醫護未必可以及時跟進，因而無法捐贈。另外，瀕臨腦死亡病人的情況較反覆，即使轉介至進行腦死亡測試，若醫護沒有適當的支援及照顧，亦可能會流失潛在捐贈者。

　　因此，周嘉歡當年提出一個口號：「You refer, I do it.」（你轉介，我去做），即其他病房的醫生一旦發現瀕臨腦死亡個案，可轉介給內科團隊代為照顧病人至可進行腦死亡測試階段。「因為這個策略，腦外科醫生都非常願意轉介個案給我們……八、九十年代，只有 QE（伊利沙伯醫院）這樣做。」這令該院的捐贈率高企。

　　周嘉歡於 2016 年 11 月退休後，經醫管局的退休後重聘計劃，繼續在伊利沙伯醫院內科服務。當時為了提升腦死亡測試比率，她決定退出移植團隊，避免利益衝突，改為到病房支援瀕臨腦死亡病人，直至他們可作腦死亡測試。直至 2018 年，該院的腦死亡測試比率由大約四成升至八成。

　　她指出，現時每個醫院聯網尋找潛在器官捐贈者的情況參差，「為何有些醫院一年一個（腦死亡病人）都沒有……是否有甚麼困難？」她認為醫管局應正視這個問題，嘗試了解各醫院的原因及困難，協助解決。

醫管局曾辦器官捐贈工作坊

　　周嘉歡相信「改善體制才可解決問題」的想法，原來是受前上

司楊永強醫生影響。九十年代初楊醫生轉職，協助建立醫管局，出任執行總監；他跟她說做一個好醫生，頂多幫到一千一萬個病人，但「你做一個好的系統（medical system）出來，能令千千萬萬的好醫生一起救治病人，影響力好大好大。」

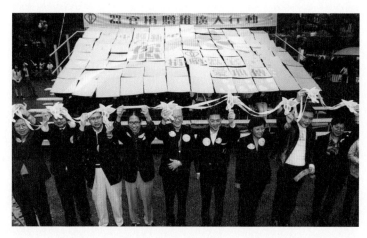

1998年，時任醫管局行政總裁楊永強出席香港腎科學會舉辦的器官捐贈推廣活動。（受訪者提供）

她記得大約1994年，當年在醫管局負責器官捐贈的黎景光醫生，在荃灣顯達鄉村俱樂部辦了一個兩日一夜、名為"Life from death"的工作坊，訓練相關的前線醫生。每一班三十人，其中有角色扮演和討論，還有臨床心理學家帶領討論及引發思考，整個活動「讓醫護人員感受到病人的痛苦，也體會捐贈家屬的感受⋯⋯點燃他們對器官捐贈的熱誠⋯⋯這批人亦成為以後數十年的（器官捐贈的）骨幹。」後來因資源問題，工作坊辦了三年便中止了。

成立獨立統籌機構

除了改善政策措施提高捐贈比率，對捐贈者及其家屬的支援同樣重要。香港移植運動協會一直透過舉辦不同的活動及聚會支援

捐贈者家屬。她說，曾有家屬將家人器官捐出後，「被姨媽姑姐責備」，承受龐大壓力；亦曾有一位伯伯將太太的器官捐出，內疚了十年，原來當年他聽到報導，說鳳凰衛視記者劉海若在英國腦幹死亡，後來又被救回，以為自己害死太太，最終在一次捐贈者家屬及移植者的活動中，獲他們解釋，才知道劉海若根本不是腦死亡，才能釋懷。不過，她認為目前只靠病人組織的力量不足夠，希望政府亦能設立支援小組幫助他們。

周嘉歡指，該會平日派出義工到學校和社區進行分享，許多時參與者都很踴躍發問。2018年與中華基督教會合作，涉及的講座數目多達五十場，包括中學、小學、社區會堂等，惟非牟利機構人手緊絀，難以承擔更多的工作。她建議政府可以有系統地規劃推廣活動，例如考慮輪流在全港十八區、學校、護老院及社區推廣，令更多市民認識器官捐贈。

推廣器官捐贈超過三十年，昔日一起推廣器官捐贈的夥伴亦相繼退休。周嘉歡曾為捐贈率低感到失落，「你想推動的事物，推動不了，即使做得多好或多勤力，仍感力量有限。」但慶幸身邊一直有同事及朋友互相支持，才能堅持下去。

對於未來，她認為不能單靠非牟利團體進行推廣，希望政府成立一個獨立的專責機構統籌器官捐贈相關事宜，包括因應本港器官捐贈需求，訂立器官捐贈的目標及行動計劃，並監督整個器官捐贈過程，評估成效；亦應增加醫療設備及人手，培訓更多醫護人員，應付前線人手短缺和增加對捐贈家庭的支援；更要有系統地規劃在學校和社區等的宣傳活動。

年輕人是社會的未來，周嘉歡笑著對訪問的中學生說：「若你們有心承接我這個火把，（我）就會很開心，繼續做下去。」

華英中學　何萬曦

周嘉歡醫生的訪問使我了解到香港醫療系統的發展、器官捐贈面對的困難和解決方案，加深我對於此議題的認識。周醫生亦令我認識到舉辦移植運動會的目的，讓我感受到這個運動會的特別意義。作為歷史科學生，這個活動是認識香港歷史的寶貴機會。

124

4

DONORS'
STORIES

捐贈者的大愛故事

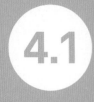

一肝兩度捐出　創造醫學歷史

4.1

蘇小姐｜受贈及捐贈者家屬

訪談日期：　　　　　　　　　　　　　　　2018年4月20日
訪談學生：　　　　　　　　　　　梁頌琪、梁玉霜／香港浸會大學
　　　　　　　　　　　　　　陳蕙欣、廖穎文、麥沛盈／協恩中學

2003年，四十九歲的蘇先生因肝硬化危在旦夕，幸得六十七歲的方先生捐出屍肝以延續生命。十一年後，蘇先生腦出血去世，長女 Eilean 同意將他的器官捐出，其肝臟讓三十七歲的肝衰竭病人黃先生重生。同一個肝臟兩度捐出，造就全球首宗把曾經接受肝移植的乙肝帶菌者的肝臟，再度移植到另一名乙肝病人身上。Eilean 同時作為受贈及捐贈者家屬，明白器官捐贈不僅延續病人生命，亦為整個家庭重燃希望，所以她希望更多人可以受惠。

蘇先生是乙型肝炎帶菌者，大約在2000年初發現有肝衰竭、肝硬化的情況，到了2003年，他的臉色又黃又灰，肝臟亦已經無法製造足夠蛋白，不時要去醫院接受治療，排走腹水。他的大女兒Eilean形容他「入醫院前就像懷了十個月身孕……進到醫院就像海綿放水一樣。」接受治療後，才暫時回復至較正常的生活狀態。

這樣進進出出醫院多次，到同年八月，蘇先生已經躺在病房裡。某天醫生說他不行了，估計五天後會離開，叫家人跟他道別。豈料兩天後，Eilean在凌晨收到醫院的電話，「原來有個屍肝給我爸爸，叫我明天去簽字讓爸爸做手術。」

當時香港剛經歷完沙士（嚴重急性呼吸系統綜合症，又稱SARS）疫情，蘇先生成功接受肝臟移植手術，「我爸爸覺得自己幸運……他覺得上天使他的性命得以延長，他應該多做貢獻。」

Eilean說當年社會不多談器官捐贈，最初她亦不抱很大的期望，不過，原來她早在協恩中學唸初中時，已經有人到學校做相關的宣傳推廣，當時她覺得很有意義，「所以就填了一張當年要用手寫及過膠的器官捐贈卡，寫完放在錢包裡。」倒是父母未能接受，知道後反罵了她一頓。

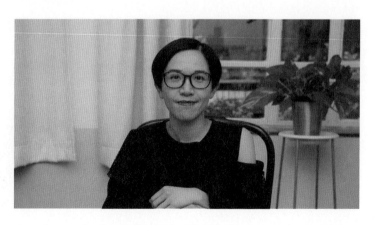

蘇小姐的父親接受肝臟移植十一年後離世，而他捐出的「二手肝」讓另一名病人的生命得以延續。

蘇先生接受移植後，休息了大半年就重新工作，返回他在某教育機構校長的崗位。除了做手術時左腳小部份神經受損，令起初走路有點問題外，基本上「爸爸康復後與一般人無異，看不出他曾經做過一個如此大的手術。」然而他的腹部還是留下一條大疤痕。因為器官來得不易，蘇先生很著重保養身體，自己早睡不要熬壞捐贈者的肝臟外，也經常提醒家人注重健康。

家人甚至覺得蘇先生換肝後變得年輕了，「換肝前有很多白頭髮，換肝後不知為何重新長出黑頭髮來。」當時他們還以為捐肝的人較年輕，直到蘇先生死後捐出肝臟時，Eilean 才知道當年的捐肝者方先生已經六十七歲。

蘇先生進行肝移植那年，Eilean 剛完成大學課程，她相信父親移植後最欣慰的是「看到我大學畢業、結婚和妹妹上大學。」作為受贈者家屬，她最大的感受就是「有種失而復得的感覺。原本已經不能再見面，但因為有好心人，能再次一起生活，一家人又齊齊整整了很多年。」

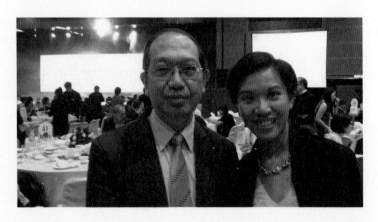

蘇先生接受肝臟移植後康復，見證女兒結婚，亦可與她出席朋友聚會（圖）。（受訪者提供）

不信父親腦死亡

十一年後的 2014 年 10 月 1 日，黃昏六時多，Eilean 接到叔叔的電話，說父親在伊利沙伯醫院，讓她感到非常突然，「爸爸五時多的時候還跟我 WhatsApp（短訊）」。原來他當時在一間餐廳突然感到不適，請侍應替他叫救護車。Eilean 趕到醫院，「只見爸爸插滿了喉管」。醫生說蘇先生突然間腦部大量出血，已經腦死亡，不過，要待第二天經兩位醫生再做測試才能確認。

Eilean 當時不是很相信，「表面看我爸爸，你看到心電圖、插著的呼吸機，那些（心跳、呼吸指數）全部都在動，就好像一個正常的人一般。」醫生向她解釋，由於腦部大量出血壓著了小腦後面腦下端的地方，會令器官停止運作，其功能亦無法恢復，當時所看到的生命表徵，只是因為有維生儀器輔助，「醫生說一旦關上儀器，他便做不到那些功能。」

感恩換肝父多活十一年

第二天確認父親腦死亡後不久，醫院的器官捐贈聯絡主任問她們會不會捐出父親的器官，「當時我們一家人沒有商量太多，我只是跟妹妹打了個眼色，就說：『好，捐吧。』」Eilean 表示雖然爸爸生前沒有表達過，但她相信父親是願意捐出器官的。而她自己一直相信「人已經逝世了，器官都帶不走的，如果能幫助別人，那麼就捐出吧。」至於家中的其他長輩都說由她作決定，「我想最大的關鍵是我們是受惠者，他們都看到我爸爸受贈肝臟之後，整個家庭都（變得）不一樣。」

不過，父親走得始終太突然，「爸爸在做完手術後，每三個月到半年都會定期去覆診，覆診的所有（狀況），血壓甚麼的都很好。」當時要接受這事實很艱難，Eilean 只能安慰自己：「其實十一年前已經道別了……這十一年已經是賺了。」加上醫生跟她說

父親去世時並沒有感到痛楚，「跟他第一次肝病的時候相比，肝病那次是很痛苦的，而這次則不同，他一出血，就已經沒有知覺了。」所以她覺得還是值得感恩的。最後蘇先生捐出了肝臟和兩個腎臟。

「我以為事情就這樣完結了。」

成就全球首宗醫學創舉

Eilean 沒想過父親捐肝竟成為報章上的傳奇故事。「我爸爸是全球第一宗（乙肝患者重贈）個案，可以受贈（十一年）後再捐贈。」重贈肝臟手術一般是病人於接受器官移植手術期間或手術後，不幸出現中風、腦出血、腦死亡，其獲捐贈的器官，會於數天內移植至另一名病人身上；但這次蘇先生是在得到方先生的肝臟十一年後再轉贈別人，而且蘇先生本身是乙肝帶菌者，換肝後肝病受控，方成就這次醫學創舉。

原來肝臟跟其他器官不同，有較好的修復及重生能力，當移植至病人身上後，可以製造新的細胞，重新生長。所以這次捐贈的肝齡雖累積至七十八歲，仍然可以繼續使用。而兩次都有參與移植手術的陳詩正教授，更對 Eilean 說他爸爸的肝臟保養得很好，「第二次取出時比第一次更加健康」。

父親恍如未離開

在記者會上 Eilean 首次見到父親肝臟的受贈人黃先生，當下「有一種特別的感覺，就像你的家人其實未離開，他好像還有些東西仍然在這個世上。」有記者亦留意到當日黃媽媽一直握著 Eilean 的手。

黃先生曾是香港健美先生亞軍，因乙型肝炎引發急性肝衰竭，急需換肝。Eilean 其實沒想過接觸受贈者，「因為嚴格來說，

每一方都不知道對方的身份，（這是）為了保障大家，免得有利益輸送和讓事情複雜化，因此我想不用跟對方見面了。只是我們這情況較特殊，既是受贈者亦是捐贈者。」

後來黃先生透過器官捐贈聯絡主任邀請 Eilean 和她的妹妹出席他的婚禮，「原本他不能捱下去，現在我們能看到他很好，可以結婚，不知有沒有小孩。由不行到重生，然後到組織家庭，我覺得（器官捐贈）對他的意義很大。」而對她來說，她們只是「在延續父親的精神」。

奇蹟就在轉彎處

Eilean 亦將父親的故事在社交媒體上分享，打動了不少人，其中一位是她人生的啟蒙老師。該名老先生八十多歲，曾掙扎過「萬一我捐了給一個壞人，那怎麼辦呢？」看到蘇先生的個案，又得到所屬教會的神父啟發，最後自己簽了捐贈卡之餘，還帶動多人支持器官捐贈。

「雖然父親已經離開，但我們承接他的願望和精神，要做更多事情……推動社會上多一些人告訴大家：我願意捐贈。」

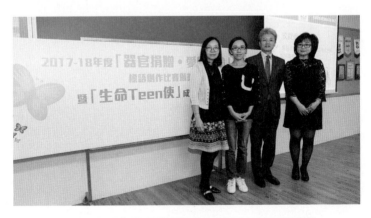

蘇小姐不時與學生分享父親接受及捐贈肝臟的經歷，希望更多人支持器官捐贈。

她亦希望那些等待器官移植的病人和家屬永遠不要放棄，「我相信吸引力法則，心想事成，用自己最正面積極的態度面對，奇蹟往往就在轉彎處。」她說自己或許是幸運，「但我覺得，有時候幸運（以外）也要加上在思維方面努力積極，每天都跟自己說：可以的、有希望的。我覺得這樣做，才更容易心想事成。」

協恩中學　麥沛盈

認識口述歷史後，我對「歷史」改觀了：歷史原來可以是以記錄受訪者陳述的方式進行，不只限於官式文件、書寫的史料和記載等。器官移植是我既熟悉又陌生的課題。雖然老師曾與我們在課堂上探討香港器官捐贈率偏低的問題，但我們未能明白有關實況。與蘇小姐的訪談，讓我了解到器官捐贈的過程和受贈者、捐贈者雙方家屬的感受，令我切切實實地認識到器官捐贈是怎樣的一回事。最重要的是，我確實地感受到器官捐贈怎樣影響生命。希望書中每一個故事，能引起大眾更多的感悟和反思。

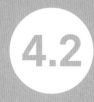

我不偉大

4.2

雷葉潔霞及雷偉聰｜活體捐贈者及家屬

訪談日期： 2018年4月24日

訪談學生： 邱少玲、陳榕燕 / 香港浸會大學

周雋諾、單澤明、吳嘉怡、黃頤安 / 華英中學

2016年，葉潔霞得悉丈夫的前上司胡文明校長急需肝臟移植續命，決定捐出右肝。大愛換來一片掌聲，她倒認為只是做了對的事而已。作為基督徒，葉潔霞認為有能力幫人是恩典，自己亦是在理性分析和各方支持下，衡量了自身的承受能力才作出這個決定。丈夫雷偉聰支持太太的決定，重申二人只是被神揀選去做這事，並無特別偉大之處。

因捐肝救一個跟自己沒有血親的人，葉潔霞被專欄作家曾智華封為「香港天使」。她感謝大家的嘉許，但坦言直到今天，「我都不覺得自己偉大」。「若按我的身體狀態，我根本是軟弱的人，怎可能救人呢？是神最終揀選我做此事。」作為一名基督徒，她覺得幫助人是恩典。

　　「做一件對的事，就是偉大嗎？」

不作無知的決定

　　2016年10月15日，星期六，下午一時多，葉潔霞收到丈夫雷偉聰一位同事的 WhatsApp（短訊），說胡文明校長患上急性肝衰竭，需要 O 型血的人捐肝。胡校長是聖公會聖三一堂中學的退休校長，也是丈夫多年前的上司。

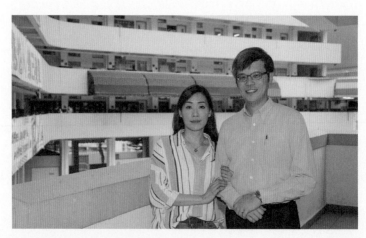

雷葉潔霞捐出肝臟，挽救了丈夫雷偉聰前上司的性命，讓他與家人團聚。

　　早已簽了器官捐贈卡的葉潔霞一直有捐血，當知道自己的血型脗合時，「第一個念頭就是不如我捐給他」，並傳短訊告訴丈夫。但她自知對活肝捐贈基本上一無所知，於是上網找資料，「讓自己

不會在一個很無知的情況下去做一些決定」。

葉潔霞得悉胡校長沒有子女，亦沒有其他親人適合捐肝後，發訊息給當牧師的乾爹，徵詢捐肝意見。當時乾爹在加拿大度假，因為時差關係，只簡單問句 "Why"，卻提醒了葉潔霞「理性地去思考一下，為何我要做這個決定。」經分析後，她想到自己跟丈夫都是基督徒，如果能夠幫助人，是神的恩典；而當下亦沒有其他人可以幫到胡校長；且當年是胡校長聘請丈夫，工作期間「一直是胡校長提攜、照顧他的。」雖然兩人只碰過數次面，亦覺得他是一個很好的人，於是決定捐肝。

需要家人支持

當雷偉聰知道太太的意願時，沒有即時表態，他說二人「以開放的態度去探討這是一件怎樣的事」，最後決定先往醫院探望胡校長，了解他的狀態。誰知兩人到達醫院，還未踏入病房，已見到胡太正哭著對記者說，「用一至十去形容胡校長病情的危急程度，如果十是最嚴重，胡校長已經到達十。」眼見胡校長病情嚴峻，葉潔霞捐肝的決心更大。

二人立刻被安排見醫生，醫生提醒他們要與父母商量，「雖然捐肝的死亡率很低，大約 0.5%，但始終有風險，沒有人能百分百肯定我可以從手術室走出來，所以需要得到家人的支持。」於是二人分頭行事，雷偉聰負責問岳母，葉潔霞則問老爺，最後都得到兩位老人家的支持。

在分頭行事之先，二人希望能看一看胡校長。葉潔霞在病房遠處見到本來身形高大的胡校長，此刻「又瘦又黃，又被人綁住四肢，不斷喊痛，掙扎起身想要走。」在旁照顧的胡太一直在哭，「看到那個情景，我是很難受的。我在想，如果躺在床上的是我老公，我會怎樣呢？」這種感同身受的感覺，進一步加強她捐肝的決心。

葉潔霞陸續收到朋友正面的訊息，不過熟悉她身體狀況的乾

爹在16日凌晨發的電郵中，表示雖然支持她，但亦有擔心，「他看著我做過很多手術，手術過程辛苦，康復的過程也很辛苦。」

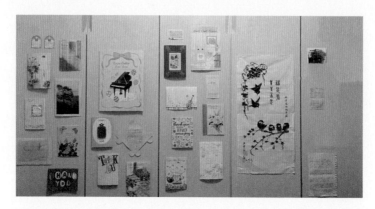

捐肝決定舉足輕重，雷葉潔霞的親友一直默默支持她，更送上不少心意咭。（受訪者提供）

痛苦病歷學會坦然

原來葉潔霞自小身體多毛病，小時候已做過脊骨糾正手術，其後又做正顎手術等等，早早已嘗過開刀的滋味。其中正顎手術要「將上下顎切割為七份，重新排列。」康復的痛苦程度沒有人能夠想像，「我是辛苦到無法躺下睡覺，而是一星期坐著來睡，因為一躺下，顎骨就會扯住，很辛苦。」她卻認為這些經歷反而幫助她做決定，「因為我想對一個沒有做過手術，或者沒有做過大手術的人來說，真的會很害怕。」但對她來說，已大約知道做手術是怎樣的一回事了。

這些經歷更讓她內心強大，「總之凡是做大手術，我都會有心理準備，會覺得如果這個手術是天父要接我回天家，那就回天家吧。」不過她心中始終還有一個牽絆，所以她跟乾爹說，倘若手術出了甚麼差池，「那就請你照顧我老公……幫他找個好老婆，照顧他下半生。」

雷偉聰自認「比較理性」，認為這次手術的風險相對低，「這

個手術團隊非常專業，全球來說是非常頂尖，所以我都放心。風險一定有，但亦都有信心。」

連串測試沒時間憂心

由於要爭取時間救人，一旦決定捐肝，便須進行連串測試。葉潔霞坦言當時「沒機會讓你靜下來憂心」。她在 10 月 15 日晚第一次與醫生會面後，便要禁食十二小時，預備翌日接受檢查。怎料翌日早上有另一位男士堅決要捐肝給胡校長。由於醫院規定不能同時為幾名人士進行檢查，葉潔霞便先回家，但仍需準備隨時接替。

10 月 17 日正午十二時，葉潔霞收到醫院的器官捐贈聯絡主任電話，得知先前那位男士無法通過最後一關測試，未能捐肝。葉潔霞隨即趕到醫院，進行連串檢測，包括抽血、照 X 光、照超聲波等，至凌晨一時多完成所有程序，翌日還要接受半小時的運動心電圖檢查。

那段期間，她又累又餓，胃一直在痛，亦擔心自己過不了最後一關，讓胡太再次失望。

心理評估以作準備

除了身體檢測，所有活體捐贈者都要通過心理評估。在一個多小時的會談中，臨床心理學家問她「知不知道整個手術如何進行，有多少機會出現併發症，有多少機率會死亡之類（的問題）。」葉潔霞估計專家是「想知道我是否一個很無知就走去捐肝的人，還是起碼有一些基本知識。」

臨床心理學家亦向她提出日後可能遇上的不同情況，其中一個假設情境，是若醫生取了她的右肝後，胡校長卻突然去世，手術做不成，那她怎麼辦？她覺得可以把肝臟捐贈予另一名正在輪候移植的病人。「誰合用就給誰，就是救人……反正都拿了出來，可以

怎樣？也不可以怎樣呀……你已決定捐肝，踏上這條路，已經預計了會被剖開，將肝臟拿出來。」

　　她又被問到，假若手術成功，豈料一星期後胡校長還是死了，那刻她會怎樣？「當時我回答說：『一個星期也好。』」她認為胡校長的病來得太快太突然，胡太未能接受，如果她捐肝，「他們有多一個星期相處，胡太亦多一個星期去接受這件事，我覺得未嘗不是一件好事。」

　　事實上，臨床心理學家在移植團隊中扮演平衡角色，希望在緊絀的時間中，仍能引領捐贈者作全面考慮，在心理上充分做好準備，應對無法預測的變數。而葉潔霞亦清楚明白「沒有一個醫生能夠百分百肯定這個手術一定會成功」，所以她能坦然面對一切。

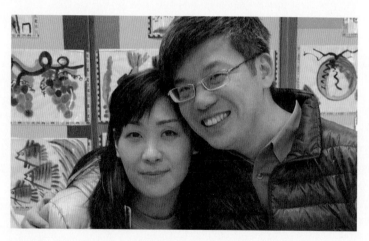

雷葉潔霞捐肝後，身體逐步復原，數個月後更與丈夫慶祝生日。（受訪者提供）

以平常心看待

　　18日早上，葉潔霞終於通過最後的運動心電圖檢查，於當天下午三時進手術室。手術長約八小時，一切順利。只是她術後五天不斷嘔吐，之後情況改善，才開始進食，並按護士指示做運動。

手術後，她亦有過一些情緒波動，壓力來自傳媒。原來她手術前發給朋友的代禱訊息被人放在社交媒體 Facebook 後，被傳媒一字不漏地登在報紙上，讓她擔心私下的訊息會再次被傳開去。「究竟哪些話我可以說，哪些又不可以說呢？」她亦看到一些胡亂猜測的評論，「說胡校長是我老公的上司，因為利益關係，於是我捐肝給胡校長。」這都令她十分害怕，後來與駐守醫院的院牧傾訴自己面對的壓力，院牧細心聆聽，為她祈禱。

在捐肝手術後的第十天，葉潔霞出院回家。最初只在住所樓下的平台花園散步，大約在術後三個月，已可如常外出，參與教會聚會及到神學院上課。

另一邊廂，胡校長接受移植手術後亦逐漸康復。葉潔霞笑言，胡校長康復得很快，就像超人一樣，「回到家不久後，他便能夠在胡太陪伴下走樓梯，甚至一天做兩小時 gym（健身）。」

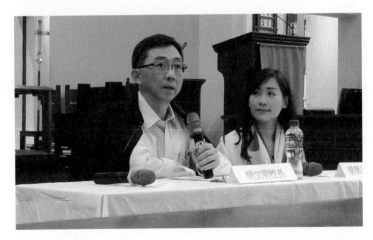

胡文明校長獲雷葉潔霞捐肝後，逐漸康復，兩人更一起分享這段難忘經歷，將這份愛傳開去。（受訪者提供）

眼見胡校長一家團聚，葉潔霞很感恩，兩對夫婦間中亦會見面相聚。她說見面時不會有特別感覺，「我也不想有特別的感覺，說真的，我不想對方經常背負一個包袱，去想『你是我的救命恩

人，我要對你怎樣怎樣。』我不想這樣。」

　　而作為另一半，雷偉聰抱著同一胸襟。「很多人都說我太太偉大，我會不斷跟其他人說，其實不是，很多人也很樂意，很想在這件事上幫忙，只是上帝揀選了她，並不代表我們有甚麼出色之處，或者我們特別偉大。」

華英中學　黃頤安

從雷葉潔霞女士的經歷，我了解到器官捐贈絕對不是輕鬆的事，為了救人一命，冒著移植手術的風險，還要忍受手術後的痛苦。雷太的愛心深深感動了我。在她身上現出最無私、最真誠的善良，她卻謙稱不覺得自己偉大，更不希望受贈者當她是救命恩人。我又反覆思考：為何口述歷史計劃毫不保留記述其中的犧牲，不怕令人卻步嗎？後來想通了，正是要讓大家知道這件事是多麼的不容易，才能突顯其重大的意義，打動人心。

尋找有意義人生

査凱傑｜捐贈者家屬

訪問日期：	2018年3月23日
訪問學生：	關明浩、鄧子泓、潘駿賢 / 香港浸會大學
	張心悅、謝汶慧 / 伊利沙伯中學

査凱傑十六歲那年，外婆因中風突然去世，家人傷心之餘，亦願意捐出器官幫助其他病人。査凱傑沒想到這段經歷在他心裡撒下一粒種子，在因緣際會下踏上義工之路，推廣器官捐贈，過程中看到受贈者的重生經歷，更讓他找到自己的人生方向，希望當救護員，繼續發揚助人精神。

2013年9月3日，查凱傑升上中四，剛開學，上了第一堂，爸爸致電到學校，說外婆不行了，要接他去醫院。「前一晚還跟她有說有笑，第二天早上突然間發生了這事。」事情來得太突然，查凱傑來不及反應。

他記得外婆心臟有問題，「主要是心瓣有問題，有一塊心瓣不會運作，要服薄血藥。醫生曾指出服用薄血藥會有中風的危險。」出事當天，外公無法喚醒在床上的外婆，召喚救護車送她到伊利沙伯醫院，經醫生檢查後，懷疑她腦部出血引致腦死亡，做了兩次腦死亡測試後，宣告死亡。

查家晴天霹靂，「我們一下子，一聽到接受不了，因為（外婆）還有心跳還有呼吸。」查凱傑特別難過，因他自小跟外婆住在一起，關係很親密，直到中三才搬回父母那裡。待眾人冷靜下來後，醫生向家屬解釋腦死亡等同死亡，只因靠維生儀器才會有短暫殘餘的心跳和呼吸，最終也會停止。

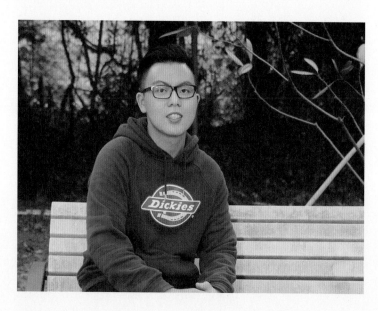

查凱傑的外婆離世後捐贈器官遺愛人間，讓他覺得外婆彷彿仍活在世上。

家人意見不一

在醫護人員移除外婆的維生儀器前,一位器官捐贈聯絡主任前來慰問他們,並了解他們在外婆離世後捐贈其器官的意願。因一旦維生儀器被移除,器官很快會衰竭,不能作移植用途。

「我當時連甚麼是器官捐贈也未有概念」,查凱傑腦裡滿是疑問。他與親友當時擔心捐贈器官會影響外婆的儀容或喪事安排等問題。聯絡主任向他們解釋捐贈的細節,亦表示不會對儀容及喪事有影響。

貫徹外婆樂於助人的性格

查凱傑的媽媽和外公聽完後表示支持捐贈器官,認為外婆生前喜歡幫人,經常替附近行動不便的老人家買餸,即使生前沒有表達捐贈器官的意願,捐贈亦是「順應外婆的為人」;不過查凱傑的舅父和叔叔等五、六名親人反對,當中有人認為要保留全屍,最後亦被媽媽和外公一一說服,「我媽媽和公公都是以助人為樂的本質出發,慢慢說服其他家人。」

其後,媽媽收到來自受贈者的感謝信,感激他們令其家庭有重生的機會,查凱傑看完信件感到很安慰,「感覺到婆婆好像仍存活於世上一樣」。

故事還有下文。

做義工留下開心回憶

每次到伊利沙伯醫院,查凱傑難免想起外婆離世的情境,那條路、那環境彷彿總帶著哀傷。直至外婆離開後的第一個暑假,他回到醫院做義工,推廣器官捐贈。「始終我婆婆亦是在這間醫院去世,希望再回到這裡的時候,是做一些開心、有意義的事。」

原來當時查凱傑的朋友想到醫院當義工，順道問他有沒有興趣，他填了表格試一試，面試成功後獲安排在伊利沙伯醫院擔任義工，倒是他的朋友面試失敗。

伊利沙伯醫院的病人資源中心每年暑假會招攬一百名義工，分派至不同部門。早上查凱傑會到文件檔案部，負責整理排版，下午到器官捐贈部門幫忙。連他在內有十五名義工，還包括受贈者。義工的工作中，最讓他印象深刻的是在器官捐贈攤位呼籲其他人簽器官捐贈卡。「設置一個攤位，之後拿著表格，拿著筆和少許紀念品，問人『先生你支不支持器官捐贈呀？』」

初時查凱傑較拘謹及不太主動，也「沒有勇氣去分享自己的故事，始終是不開心的事。」後來他慢慢習慣了，「發現（推廣器官捐贈）是一件很開心的事，（從而）慢慢地淡化（外婆離世）這件事。」

推廣的過程中，他也碰過釘子。「我試過問公公婆婆，他們可能剛覆完診，我走去一問，他們好像覺得我詛咒他們似的。」亦試過被人很不禮貌地推開。不過，查凱傑沒有氣餒，嘗試用誠意打動每個經過推廣攤位的途人。有次他向一個外表粗獷、滿是紋身的男士進發，沒料到對方非常溫柔地答：「好呀好呀，我支持啊我支持啊。」讓他知道凡事不可以看外表。

被受贈者深深打動

一個月後，查凱傑覺得自己放開了，更與同期的義工分享器官捐贈資訊，希望能讓更多同輩認同這事；到了下一年暑假，他更帶領其他新來的義工推廣器官捐贈。「他們和我那時一樣，不知道如何能主動一點去叫別人簽（捐贈）卡，其實只要踏出第一步嘗試去問，不要介意是甚麼類型的人，不要以外表去看人就可以了。」

他亦不時以義工身份參與相關活動，深深被器官移植受贈者打動，「見到很多受贈者，那些完成手術的病人都與正常人一樣，

沒有甚麼大分別，都很積極地面對人生。」2015年他更與其他捐贈者家屬、受贈者、負責移植的醫生和等待移植的病人等，組成「愛心族」，參加明德國際醫院一年一度的慈善抬轎比賽，呼籲市民支持器官捐贈。

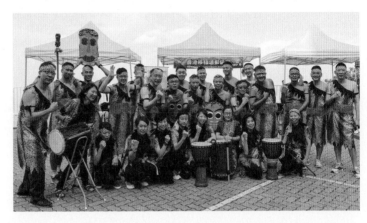

查凱傑於2015年與其他捐贈者家屬、受贈者、負責移植的醫生和等待移植的病人等組成「愛心族」，參加慈善抬轎比賽，呼籲市民支持器官捐贈。（受訪者提供）

查凱傑與母親也會參加伊利沙伯醫院舉辦的捐贈者家庭活動，「見到不同的捐贈者（家屬）就有一種很溫馨的感覺」。器官捐贈聯絡主任希望透過活動，支援有需要的家庭，也讓有相同經歷的人互相影響扶持，走出家人離去的陰霾。

盼宣傳手法貼近年輕人

查凱傑一直參與推廣器官捐贈活動，留意到社會推廣此議題的不足。有時他在電視、巴士車身或其他廣告看到器官捐贈的宣傳，「但顯示出來的知識並不是很多，變相大家看完都不太認識。」建議有關宣傳應花多些時間去做，並要說明重點。他亦認為「現在年輕一代都喜歡用智能手機，還有電腦，多些在這些方面宣傳會比

較好。」

他坦言朋友間以往很少談及器官捐贈，自己也是當上義工後，才向朋友提及外婆捐贈器官一事，彼此開始多了一個話題，例如會問他「如何遞交表格？我是否適合（捐贈）？」他希望推廣器官捐贈可以從教育開始，「可以多在課室、課堂講解一下，或以講座形式讓多些人知道，培養他們的公民責任和義務。」

要做有意義的工作

「我十多歲的時候是一個渾渾噩噩的中學生」，查凱傑回想，從媽媽為外婆作出器官捐贈的決定開始，至他到醫院做義工，讓他「慢慢找到人生的目標就是做救護員」。

查凱傑受訪時在護老院做兼職助理員，希望日後能加入消防處轄下的救護員行列。「我覺得做救護員是很有意義的工作，可以救人。自己受傷也想有人幫你，所以想幫到人。」他要延續外婆的精神，「其實幫到人那一刻，心情是非常開心的。」

作為一名過來人，查凱傑明白親人突然離開會很難接受，但他希望對所有要為親人作器官捐贈決定的家屬說：「其實你離世的家人也不想你這樣傷心，想你開開心心生活下去。器官捐贈是一個有意義的、幫人的舉動。如果人死了，離開時無論是火葬還是土葬，最後留下都只是灰燼和骨，所以在它（器官）還有用時可以去幫人。」

他相信器官捐贈不是一個終結而是一個延續，「將你家人本來的器官捐給另一個人，好像你家人還在。」就如他在醫院做義工時，看到有病人接受器官移植後重生，更有能力參加不同義工活動，幫助其他有需要的人，他就想起自己外婆也曾這樣幫助人，覺得很有意義。

「我會想告訴外婆在天堂要開開心心，我們也為你感到驕傲，你可以幫到很多人，很想念你。」

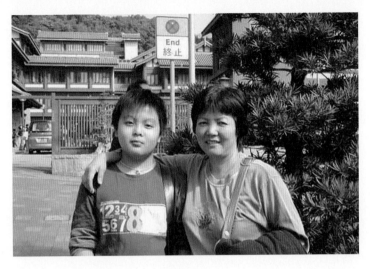

查凱傑幼時跟外婆的合照。（受訪者提供）

伊利沙伯中學　張心悅

查凱傑先生令我印象深刻的是他在推廣器官捐贈方面的心得。他認為這是一件很開心的事，只要嘗試去做，不要介意對方的反應。訪談之中，他不斷提及「以生命影響生命」的意念，這不也正是口述歷史的目的？他令我感受到過來人那份真摯的情感和熱誠。雖然看似微不足道，其實每一個人都能為器官捐贈的推廣出力，任何人都可以影響生命，這是我在活動中最大的得著。

5

DONEES' REBIRTH

受贈者的新生之路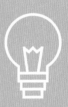

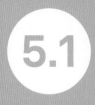

5.1 賺了的人生

許培道 | 退休消防總隊目

訪問日期：	2018 年 3 月 29 日
訪問學生：	陳詩瑤、鄭錫男 / 香港浸會大學
	姜梓慧、鄧曉賢 / 伊利沙伯中學

退休消防總隊目許培道，2002 年四十二歲時因爆
發性肝炎先後兩次換肝，在十三天內做了五次手
術。手術後努力鍛鍊體能，出院六個月後終能重
返消防處，2008 年更被派往四川參與地震救援工
作，證明自己接受器官移植後能繼續服務人群。
2010 年退休後，他繼續參與義工服務，並笑言人
生去到此刻已經是賺了。

許培道二十多歲時已簽署了器官捐贈卡，那是他工作的消防局派發的，他當時想「死了就甚麼都沒有了，一件不留捐給別人……你埋了或是燒了，還不是一堆灰。」可他從沒想到，最後是其他人先捐贈器官給他。

他的身體一向健碩，只是作息不定時，也不知道自己是乙型肝炎帶菌者；有時完成通宵工作，返回消防局沖身後便做運動。直至2002年12月某天，他照常工作，「全日火警、困電梯、攀山……拯救完了，沒有吃飯，八點多回來後又做運動。」但之後全身發冷，起初還以為是感冒。

他看了三次醫生，發覺身體情況愈來愈不妥，任職護士的朋友建議他到瑪嘉烈醫院驗血，方知道肝酵素高達三千多度，比正常的三十度高出很多。但他還不懂害怕，先完成手上工作才經急症室入院，那大約是12月19日。之後接連幾天不斷嘔吐，「其實是肝腫大得壓著胃，連膽汁都吐出來。」

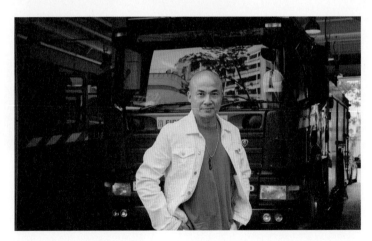

退休消防總隊目許培道兩度換肝後，重拾健康體魄，再次走在前線救災救人。如今退下火線，他繼續做義工，發揮助人精神。

平安夜那天，他的病情惡化，被轉送到瑪麗醫院。接著昏迷了兩天，醒來後肝酵素大幅下降，醫生替他檢查時，一度以為病情

好轉，跟他說不用做手術，但原來是肝臟壞死，已無法製造酵素。

救人卻救不了自己

之後許培道的身體逐漸出現變化，「別人都認不出我來，當時好黑，又黃又黑，眼睛都是黃的。」但他認為自己沒甚麼事，只要慢慢康復就好了。直到醫生告訴他要換肝時，「我整個人都倒下，自己迷迷糊糊地覺得怎麼可能？不可能有肝換，怎會有肝換呢？」想到自己做消防員，「次次都讓我死裡逃生去救那麼多人，但是我救不了自己，那一刻……」他沮喪得一度萌生輕生念頭。

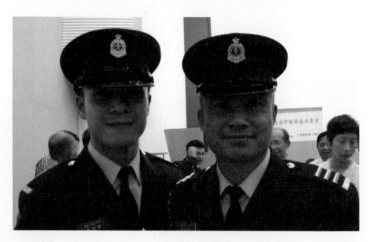

許培道命懸一線之際，獲同是消防員的姪兒捐出肝臟。（受訪者提供）

由於病情嚴重，許培道需盡快換肝。醫生擔心一旦他出現併發症，便無法進行手術，但當時未有合適的屍肝，於是問家人會否考慮捐活肝。他的三位姊姊都立時舉手示意捐肝，只是經醫院評估後，全都不合適；二十多歲的姪女也願意捐肝，但也通過不了評估。連他七十七歲的父親、弟弟和姪兒都有意捐肝，最終由同是消防員的姪兒捐肝給他。

許培道將一切看在眼內，心裡著實不想家人受這一刀，「如果這麼不幸，他死了，我生存，我要怎樣面對別人呢？」他甚至跟臨床心理學家說：「要麼屍肝，要麼走（死），我真的不想家人挨一刀。」

十三天做五次手術

手術在 2003 年 1 月 29 日農曆年廿七進行，歷時十多小時。可惜第二天他卻併發肝門靜脈栓塞，醫生對他說：「肝臟（門靜脈）閉塞了，沒有血液供應。」再要把他推到手術室進行第二次手術。不過術後情況依然不理想，許培道迷迷糊糊聽到醫生說其肝功能只餘三成。當他感到無奈之際，翌日竟獲離世者捐出屍肝，讓他再次換肝。這是他第三次手術。

術後在深切治療部留醫，數名護士扶著他走路，「行路的時候，每個人都說很好和鼓掌。」豈料，在年初四和年初十，他因著肝臟再次出現問題而要再做手術。最後他在十三天內合共做了五次手術。

在傷口慢慢癒合的過程中，許培道感到非常痛楚，他記得第五次手術後本應要縫針，但醫生說傷口含膿不能縫了，只能直接用紗布塞住。不過，他心懷希望，「多辛苦也不要緊，因為你知道每一天每一天都在變好。」

「我知道今天辛苦，明天就不會那麼辛苦；我知道明天辛苦，後天就不會那麼辛苦。」

換了兩次肝，別人說他像中了兩次六合彩，許培道只能說感激。「現在才知道，（可以）去洗手間，可以吃東西是很幸福的。所以我吃東西的時候，別人說：『你怎麼吃得那麼滋味？』我說：『你不會明白的，你真的不會明白，你入過醫院才會明白。』」

　　為了令自己的體能早日恢復，重返消防工作，許培道還沒有出院，已經偷偷做掌上壓。當時整個人都沒有氣力，只能用膝蓋跪著做，「其實這樣是不好的，應該等傷口癒合了才做。」

　　留醫二十多天後，許培道終於可以出院。因住院期間沒有足夠的體能訓練，一身肌肉已消失，但因為出現水腫，其體重與入院時一樣是一百六十五磅。當時身體每晚排出約兩公升水，一星期後，體重跌至一百二十五磅，「像七、八十歲的老伯，又黑又瘦。」

　　出院時醫生曾告訴他，「應該可以回到消防處做文書工作」。但他很努力鍛鍊身體，包括一個人跑山，「我知道我的身體一天比一天好。我每天行山，去做掌上壓，又開始長回肌肉。其實有一種感恩，就是原來我也能夠出院，我沒有事，不再是一個病人。」

　　半年後，他終於重返消防處，擔任前線工作。

　　重返前線之後，許培道的體能依然保持在良好的狀態。有次火災，他背著工具走到沒有電梯的三十七樓火場時，其他消防員還在二十幾樓；又有次他在懸崖邊拯救一班被困的老師，來來回回走了七個小時，又背著一位老師走幾百級樓梯，累得不得了。他一直積極鍛鍊身體，便是要告訴別人：「不要把我當一個病人。」

帶著「三顆心」去汶川救災

　　1999年，未換肝的許培道曾被派往台灣參與九二一大地震救災。換肝後的2008年5月12日，汶川發生大地震，消防處派遣三十多人前往當地救災，許培道再被選中。這次他的心態有些轉變，「我去那裡是帶著捐贈家庭的愛，他們捐了肝給我，（還有）醫護人員的愛……即是我帶著三顆心去。」

　　「消防處有九千多人，偏偏選換了肝的人去四川，即是我沒有問題……我做消防員要有很大體力，我也能應付得來。」許培道希

望以自己的經歷證明病人換肝後可以繼續幹活,繼續服務社會。
「捐贈家庭救了我,我做回消防員,去救更多人,這份愛是延續下去的。我覺得自己能夠做到,就盡力去做。」

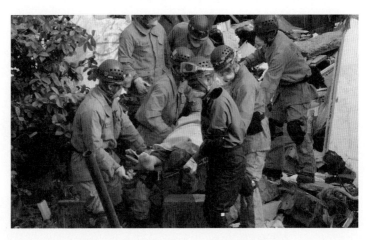

2008年四川發生大地震,換肝後康復的許培道,被消防處派往當地救災。(受訪者提供)

許培道事事全力以赴,患病前經常不睡覺,「時常處於緊張狀態,如(拉緊的)橡筋一樣。」他坦言如今體力不如從前,「說實話,真的回不了以前的狀態,只回到以前的八成。」即是一分鐘完成一百二十下掌上壓、三十下單槓。但他亦學習放下執著,不催谷自己,認為體力夠用便可以了。

許培道手術後重新出發,後來亦從消防隊目升至消防總隊目。

好好保護別人給予的禮物

換肝後許培道一生要服用抗排斥藥,有人問他:你英雄感這麼重,吃藥覺得怎樣?他說:「這個肝不是我的,我當然要好好保護它,因為這是(捐贈)家庭給我的。」這亦讓他體會到「捐贈家庭起碼還留下一樣東西在這個世界中運作」,所以當他爸爸去世時,

他也把爸爸的眼睛捐出去了。許老先生走的時候，醫院說只能捐眼睛，「眼球捐了，當時聽護士說好像救了三個人。」

「我和家人說：不要想太多，雖然爸爸沒有說過，但爸爸這麼樂於助人，所以有甚麼都拿去吧。」

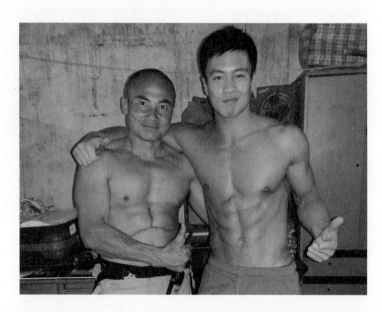

許培道接受換肝手術後，肚皮上留下永久疤痕，但這無損他的意志，積極活出精彩人生。圖為他擔任《救火英雄》消防顧問時，與藝人安志杰合照。（受訪者提供）

康復後，許培道經常做義工、探病人，與他們分享自己的經歷，鼓勵病人「努力一點，我也曾睡過這張床。」2010年退休後，他做過電影消防顧問，亦做過電影的武術指導。別人總愛跟他說：「看不出你做過手術，我比你更像做過手術（的人）。」

在他看來，就算明天突然離世，其實也沒關係，「已經不枉此生了……活多一日就賺多一日，我做任何事都沒有壓力。我去做義工就做義工，拍電影就拍電影，做（電影）武術指導就做武術指導，我都笑面迎人。有人問我為甚麼正能量那麼強，我說：『其實我賺了。』」

伊利沙伯中學　姜梓慧　鄧曉賢

許培道先生經歷過人生的種種起伏。他本是體能紀錄保持者，患病時卻倒在醫院的病床上飽受煎熬。他經歷了五次手術也沒有放棄，康復後積極鍛鍊體能，重新投入消防工作。器官捐贈賦予了他重生的機會，他利用這個機會，救助更多的生命，回饋社會。他的積極人生啟發了我，讓我明白器官捐贈的意義深重。人死後不能帶走任何事物，包括自己的身體，何不將器官捐贈予他人，遺愛人間？

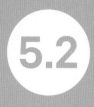

九年後重生

鄧堯達｜巴士車長

訪問日期： 2018年4月12日
訪問學生： 林恩慈、楊志德 / 香港浸會大學
關蔓菁、婁納虹、陳嘉雯、梁樂瑤 / 華英中學

肺移植手術非常複雜，對捐贈的器官有嚴格要求，是香港進行得最少的器官移植手術。巴士司機鄧堯達2006年確診肺氣腫，2008年還未夠五十歲被醫生勒令停止工作，2013年獲有心人捐贈屍肺，可惜手術前臨門一腳落空：因發現捐贈的肺臟有問題。苦等兩年再現曙光，換肺後卻又遇上惡菌，體重只剩六十多磅。他的人生猶如坐過山車，有幸最終安全著陸，並重投社會工作。今天在珍惜每一天之餘，鄧堯達亦不忘時刻向人宣揚器官捐贈的重要。

「七百多萬人當中，很難遇到一個換了肺的人吧。」按醫管局統計數字，本港於2007年至2018年6月底，肺移植個案僅達五十五宗。

六十歲的鄧堯達，經歷了九年的病魔折騰，全靠有心人無私的捐贈，才可以重新投入生活。因自覺有責任把器官捐贈的訊息帶給大眾，所以他不管上班或下班，均會把握機會推廣器官捐贈。

由十三歲開始抽煙，每日一包，直到四十八歲出事才戒煙。為免別人重蹈他的覆轍，鄧堯達勸勉大家「千萬不要抽煙」。

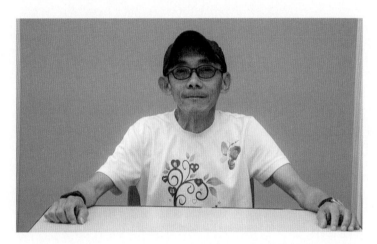

鄧堯達曾與死神擦身而過，幸獲有心人捐出屍肺後康復，繼續駕駛巴士服務市民，亦時刻向身邊人推廣器官捐贈。

病友勸退換肺

鄧堯達是巴士司機，2006年到內地消遣，待了一晚，第二天一早起床發現呼吸困難，被送到醫院，確診肺氣腫，留醫三天被送回港，在瑪麗醫院留醫一星期。他說病發前不覺有甚麼異樣，2002年還能從地下跑上二十四樓，中間只停過兩次；直至2005年尾，有次步行到六樓探朋友，卻要分三次完成，走兩層樓梯便要停

一停，情況轉差。

2008年，鄧堯達開始覺得不行了，試過「走著走著突然呼吸困難」。醫生要他停止工作，亦即不可駕駛巴士，「他說我手上有百多條人命」。鄧堯達那時五十歲還未到，卻不得不遵從醫生吩咐。

那時他開始不停進出醫院，亦要在家使用氧氣機協助呼吸，因為氧氣機太重，不會帶出門。外出時只能慢慢走路，「有時候我走了五分鐘左右，之後裝作站在那裡看手機，實際上是在抖氣。」

大約2010年，葛量洪醫院的醫生建議他接受肺移植，那是鄧堯達第一次聽到器官移植這回事。但當時他在醫院認識一名病友，跟他說換肺後只得一年壽命，不換的話可能有兩三年命，鄧堯達心想：「那我換來幹嘛？」結果他前後拒絕了醫生三次肺移植的建議。

第一次手術前吃詐糊

只是後來病情益發嚴重，2013年時他經常進出醫院，「平均一個月有三個星期在醫院」。醫生決定安排他長期留院，並再次遊說他排期換肺。那次他不再拒絕，「要長期住院，那我就決定接受，接受排期，打算試一試。」

同年5、6月的一個凌晨，醫院告訴他可進行肺移植，並送他到瑪麗醫院做手術，豈料「差不多還有十分鐘被推進手術室時，醫生突然說沒有辦法（做手術），因為捐贈者的肺部有問題，所以吃了詐糊。」原本帶著希望的鄧堯達，只得換回衣服返回葛量洪醫院留醫。

這樣無了期的等待，對病人而言是一種煎熬。至2015年頭，鄧堯達的肺功能只剩兩成，有一天凌晨三、四時，他一度想結束自己的生命，就在一剎那間，突然想到一直在病房照顧他的男護士那晚負責夜更，鄧堯達不想連累他被指沒有巡房，跟自己說「算了，再忍一下吧。」直到今天，他依然感激那位男護士。

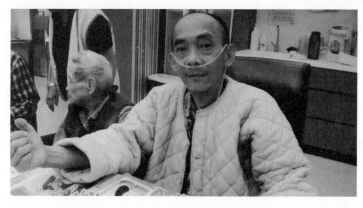

鄧堯達2013年在葛量洪醫院等候肺移植。（受訪者提供）

手術後感染惡菌

2015年3月，鄧堯達的體重只剩六十餘磅，已經不太清醒。當時醫生說若沒有合適的肺可移植就要作最壞打算。可就在幾天後，竟給他遇上第二次肺移植的機會，這次手術順利進行。然而，術後約一星期，鄧堯達出現排斥的情況，後被證實感染了抗藥性細菌，「這種菌是抗藥性的，沒有方法醫治，要看自己能否對抗病菌。」但由於情況不樂觀，「醫生甚至跟我的家人說，或許要準備身後事了。」

「我當時已經沒有任何感覺，心中的期望已經消失。」鄧堯達只知道在隔離病房時，弟婦叫他找一個信仰來寄託一下，更找來教會的區長替他洗禮，「後來那些菌消失了，但醫生沒有解釋（原因）。」他相信是「他們每天都來為我祈禱，再靠自己的鬥志，就慢慢地康復了。」

物理治療師「催逼」鍛鍊

康復過程很漫長，鄧堯達需要重新學習走路，「我在病床上躺

了差不多兩個月，完全不能動，除了頭部。」他感謝葛量洪醫院的物理治療師，讓他可以重新站起來。「我起初拒絕下床，是他逼我才坐起來。今天坐十分鐘，明天坐二十分鐘，後天便要站起來，這樣慢慢地催逼著我，令我下定決心，希望可以重新站起來。」終於，他在四腳架的輔助下走出病房，「今天走三步，明天走五步。」

半年後鄧堯達出院了。

「我很感謝這位捐贈者無私的大愛。」雖然不知道捐贈者是誰，鄧堯達仍寫了一張感謝卡給捐贈者的家屬。他還要多謝醫療團隊每一個人。「沒有捐贈者，沒有醫生，沒有護士，沒有這個團隊，我也不會有這個機會⋯⋯少一樣也不行⋯⋯有一個捐贈者給我，但沒有了醫生醫術，我也活不了；沒有術後護理，我也不行，所以是一環扣一環的。」對此他心中只有感恩和感動。

「所以現在以我個人來說，只要是可以幫助器官捐贈的就做，就好像有時去派（捐贈）卡、派宣傳單張，甚至去分享，以回報器官捐贈者（的家屬）。」

化身器官捐贈大使

2017年2月，鄧堯達終於可以重新坐在巴士車長的駕駛座上。一星期做三、四天兼職，他已經非常滿足和開心，也抓緊這個機會推廣器官捐贈。當重遇以往經常乘搭其駕駛路線的乘客時，問他去了哪裡，他會回答「去換肺，接受了器官移植。」

他發現很多乘客都不知道肺部可以移植。「我跟他們說我九年沒有工作了，現在能再出來工作，（是因為）換了一個肺。我現在不是在回饋社會嗎？無論如何，你們簽了器官捐贈卡嗎？看到我（現在的情況）就最好了，有個『人辦』在。」

即使休假坐的士途中，他亦不時化身器官捐贈大使。有次行山後乘的士時，亦曾問司機，「你知道我是甚麼人嗎？他就說，你不就是那些行山人士嗎？然後我說，我是器官受贈者，你猜我換了

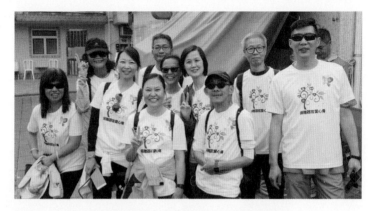

鄧堯達於 2019 年參與「春耕行動」推廣器官捐贈。（受訪者提供）

甚麼？他猜是腎，跟著我告訴他我換了肺。」這段短短的車程，足以傳達器官捐贈的意義。

征服獅子山

換肺後，鄧堯達要長期服用抗排斥藥，開工也一定會戴口罩，生活上有很多細節要注意，「例如貝殼類，我們就不能吃；西柚、榴槤這兩種水果也不能吃⋯⋯生的食物也不能吃。」即使飲水機的水已經過濾了，「但我們為了避免有細菌，還是不能喝。」因為他要好好珍惜有心人捐贈的器官。

年輕時只顧賺錢養家，鄧堯達沒有做甚麼運動；出院後每星期到葛量洪醫院做一次運動，直到上班才停止。後來他開始到公園散步，「早上六、七時，天亮之前那段時間走一走最好⋯⋯在有多點樹蔭的地方走，吸收多點新鮮空氣。」他的心得是「一開始只走十幾分鐘，慢慢多走些就可以了。千萬不要不做運動，不要整天坐在家裡看電視。」

術後一年半，鄧堯達開始與朋友一起行山，首次已征服獅子山，連醫生都讚他屬害。原來那次源於一場誤會，他原以為只是走

一小時平路，豈料目的地是獅子山，「原本說好行一個多小時，卻行了四個多小時。」路途縱然辛苦，鄧堯達最終亦成功達陣，此後更經常行山，「連獅子山都上過了，其他又怎會不行？」

今天，除了七歲的外孫，鄧堯達和家人都簽了器官捐贈卡。

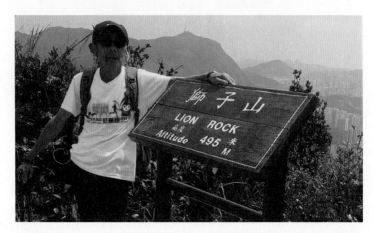

鄧堯達接受肺移植手術後一年半已征服獅子山，2018年3月再次到此一遊。（受訪者提供）

香港浸會大學　林恩慈　楊志德

鄧堯達先生的經歷，讓我們深深理解器官捐贈對一個人的影響是如何的大，也佩服他在康復過程中表現出堅強的意志。古語有云：「救人一命，勝造七級浮屠」；如我們一樣的普通人亦可救人一命。這個計劃利用口述歷史整理有關器官捐贈及移植相關的資料；把不同的人物故事拼湊成一幅圖畫，這非一人之力能完成，我們能夠參與其中，不但獲益良多，更是深感榮幸。

受贈者的新生之路

5.3 不平凡的三十七秒

林言臻｜高中生

訪問日期： 2018 年 4 月 15 日

訪問學生： 陳樂軒、唐凱琳 / 香港浸會大學

歐穎芝、姜嘉晴、陳珮曦 / 協恩中學

2012 年，十三歲的林言臻因急性心肌炎急需換心，苦等三星期後，終獲一名交通意外身亡者家屬願意捐贈其器官，遺愛人間。林言臻本是運動健將，精於游泳，有「小飛魚」之稱，術後重新習泳，於 2017 年世界移植運動會奪得五十米自由泳季軍。2018 年備戰中學文憑試之餘，獲頒「青苗十大進步獎」，表揚她積極面對人生。

2017年，換心後第五年，林言臻首次到西班牙參加世界移植運動會，與來自各地的器官移植者比拼。那是她人生第一次乘搭那麼長途的飛機「飛出亞洲」，第一次到一個有那麼多人說英語的地方，讓喜歡去旅行的她雀躍不已。

當時她參加了一百米自由泳、五十米蛙泳、跳遠和五十米自由泳，合共四項比賽，頭三項獲得第四名。由於「在出發前，醫生、護士、換心的朋友、家人都覺得我會拿獎，期望我會拿到金牌，令我感到很大壓力。」所以在最後一項五十米自由泳比賽時，林言臻自言拼盡全力，最後取得銅牌。

「回頭望計時板，發現自己拿到第三的時候，我哭了出來……醫護團隊也跟著我哭。」

這面銅牌得來不易，「拿冠軍的那位只游了三十秒，已經是正常人的速度了……我患病前也是游三十一秒，間中也能游三十秒。」這次她游了三十七秒。

這三十七秒記錄了她過去既不容易也不平凡的人生步伐。

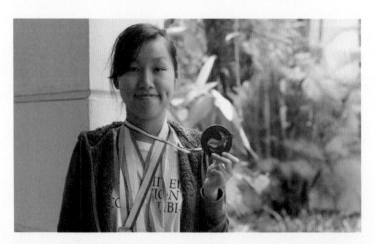

人稱「小飛魚」的林言臻曾因心臟衰竭病危，換心後積極鍛鍊身體，再次在水中暢泳，更在本地及世界移植運動會奪得多面獎牌。

2012年8月29日，感冒數天的林言臻看了醫生吃了藥，在家人外出吃飯時，她在家又吐又暈，最後昏倒在梳化上，家人回來後立即送她到博愛醫院，其後轉送至屯門醫院，接著再送往瑪麗醫院，一晚轉了三間醫院，最後確診為急性心肌炎。

「坐第一輛救護車時仍有知覺，但轉院時沒有了。」第二天醫生為她安裝心臟起搏器，但未能維持身體需要，轉用人工心肺。幾天後，她的心臟主動脈有血栓，於是在9月7日開刀取走血塊，改用外置心室輔助器。一周後她的心瓣膜積水，要開刀放水；醫生表示要盡快移植心臟。當時其家人亦公開呼籲有心人離世後捐贈器官，事件經傳媒報導，引來關注。

9月19日，一名男子交通意外身亡，其妻最後同意捐出器官。林言臻的體形接近成人，可以移植成人心臟，於是當晚進行了九小時手術，至翌日早上才完成。之後新心臟一度腫大，幸幾天後消腫才能縫合胸骨。

身體非常虛弱

這驚心動魄的三星期，林言臻當時一無所知，只記得曾在手術台上吸麻醉藥。「我是到手術室前都完全不知道發生甚麼事，到後期完成手術換心後，醫生及家人才跟我說。」在手術室門外，她心裡還在想：其他人都開學了，為甚麼我還在醫院？

手術後，林言臻的父母曾接受訪問，坦言除了感激，亦擔心女兒尚有一條漫長的康復路。原本體重五十三公斤的林言臻，在醫院的時候，因不能靠自己進食，只能靠打營養劑，消化系統及腸胃變得比較差，體重一度跌至三十五公斤。當時她非常虛弱，「莫說要走路，我連坐下也不能，很擔心自己會不會一生也躺在床上，出院後也要坐輪椅。」

不久，瑪麗醫院團隊先協助她鍛鍊腿部肌肉，讓她躺著踏單車，「其實是很累的……就像運動完還要跑一百米。」後來讓她嘗試坐起來，「但我的腰仍然無力，無法支撐整個人。」團隊之後更鼓勵她站起來，她無法做到，團隊便用一些儀器協助。

至11月，她轉到葛量洪醫院後，肌肉開始恢復，可以在短暫時間裡勉強站立，「他們要我自己走去洗手間，無人扶我，要靠自己。」12月中她終於可以回家了。

她感謝瑪麗醫院的心臟移植團隊、兒童心臟科的醫生，還有深切治療部護士一直以來的照顧，「我清醒後全身不能動，因而非常苦悶……會用小拇指挾著量心跳的（儀器），敲響床邊的欄杆，弄些聲音叫她們過來……雖然她們很忙碌，仍然會過來說說話。」

不辭勞苦照顧她的，當然還有爸媽。林言臻家住元朗，醫院在港島區，媽媽每天早上買早餐到醫院給她，又留到很晚才走；爸爸在機場工作，下班後去醫院探望她，「然後再回瑪麗醫院附近為長期病患家屬提供的宿舍休息，幾乎整個月沒有回過家。」也許他的壓力不小，所以待林言臻出院後，「我父親便去了西藏騎單車，去放鬆一下。」

其實林言臻出院初期也要適應，「我開始回家住的那段時期，睡在床上，會怕晚上閉上眼睛後醒不過來……試過突然間心跳得比較快，心想會不會出了甚麼事又要進醫院。」也試過因為在家坐得太久，一站起來就暈了一兩秒，醒來之後的一兩分鐘很辛苦，心想糟糕了，「我會不會又要進醫院又要再換心呢？」

不想當特權分子

林言臻出院後休息了大半年，便回校重讀中二。當時十四歲的她先要克服心理障礙，「擔心不知道如何與新同學相處。我比同

級同學大一年，覺得自己是留級生，留級生通常帶來負面印象，例如成績差，擔心別人會如此看待我。」

幸好她能與同學友好相處，但在學習方面卻遇上難題，「記性變得更加差，不能跟上課程進度，身體容易疲累。」雖然老師讓她疲累時可以休息，肚子餓時買東西吃，「但我自己不想這樣……（不想自己）好像比其他人更加自由。」

學校亦讓她使用升降機，「這個我接受，因為行樓梯真是非常吃力和辛苦。」特別是夏天的時候。林言臻說當體力恢復後，只在狀態不好、不舒服時才搭升降機，以免「好像亂用這個特權」。

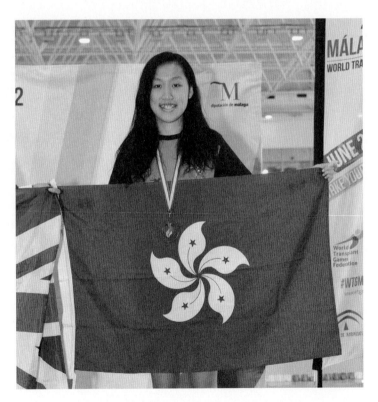

林言臻 2017 年遠赴西班牙參加世界移植運動會，奪得五十米自游泳銅牌。獲獎一刻，她一度感觸流淚。（受訪者提供）

　　林言臻從沒想過自己會做手術，「因為我經常游泳，一直覺得自己的身體不會太差。」

　　她由幼稚園開始玩水，鄰居看她表現不錯，鼓勵林媽媽讓她參加泳隊訓練，於是她上小學時正式習泳，小學一年級已經開始參加比賽，多年來贏取過不少獎牌。患病的日子，她暫別泳壇，但亦盼望再次在水中暢泳，再次享受在水裡的感覺。然而，換心初期，身體狀況不容許她游泳，體育老師也不讓她做太多運動，甚至慢跑九分鐘都禁止，只可以步行。

　　再次投入水世界看似遙遙無期，她一度想過放棄，「知道自己體力不好，不能再游出以前的速度，是會感到失望……和丟臉。」但她與游泳早已融為一體，心中那團火，最終沒有熄滅，「發現放棄不了，因為我很喜歡在水裡面的感覺。拿不到獎沒有問題，可以游已經很好。」

　　為了游泳，林言臻做好準備，先去學習跳舞練肺部呼吸；體力慢慢恢復，便嘗試游泳。第一次下水時先練習跳水，卻感覺「好像摔在水裡一樣，在水裡面無力划水，飄啊飄啊似的。」那種感覺不好受。不過，隨著身體情況一天一天改善，加上練習日子有功，她又可以逐漸參加不同比賽，像是曾參加世界移植運動會和香港器官移植及透析人士運動會。同時她學習調整心態，「以前拿獎固然重要，但現在會先注重自己的身體狀況，如果在比賽前真的感到不舒服，就會選擇不游那個項目。」

　　懂得面對自己後，林言臻亦懂得面對別人。「剛開始游泳，我游的（時間）不長，需要游一個圈就上水休息。」試過在同一場地練泳的小孩問教練，「為甚麼這個人可以經常休息？為甚麼自己要繼續游？」這時林言臻會跟小孩解釋，因為自己很累，所以要休息。她說已經「不會太介意他這樣問」。

以前林言臻每星期操練三天，現在是一兩天，每次一個小時，比賽前會多操一兩天。她感謝捐贈者，並感謝他的妻子願意捐出丈夫的心臟，讓她能繼續生活。「不但救一個人，還救了一個家庭……我的家人本來很擔心我會有事，怕失去我，但現在我還可以陪著他們。」

她亦曾應醫生邀請，探望等候換心的病人，為他們打打氣，「我覺得自己很幸運，希望他們亦能等到（合適的心臟）。」如今她亦已簽署了器官捐贈卡，盼日後可遺愛人間。

如今，林言臻「可以再次游泳，可以去比賽，上學完全沒有問題……仍然喜歡玩機動遊戲。雖然間中會不舒服，一直要吃藥、看醫生。」她自言是個樂觀的人，手術之後她更加珍惜每一天的生活，希望將來「可以做珠寶設計師，可以做自己喜歡的工作，可以去世界各地。」

香港浸會大學　陳樂軒

林言臻小姐與我們年齡相近，她的經歷很容易引起我們的共鳴。因為一次感冒，卻發展至要換心的地步。從她積極的心態，我學習到樂觀的人生態度。本來是運動健將，她能放下昔日對運動成績的追求，豁達地重新出發。但願更多人能從她的經歷學習，在失意時保持樂觀，鼓勵自己重新開始。

APPENDI

附録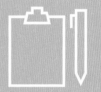

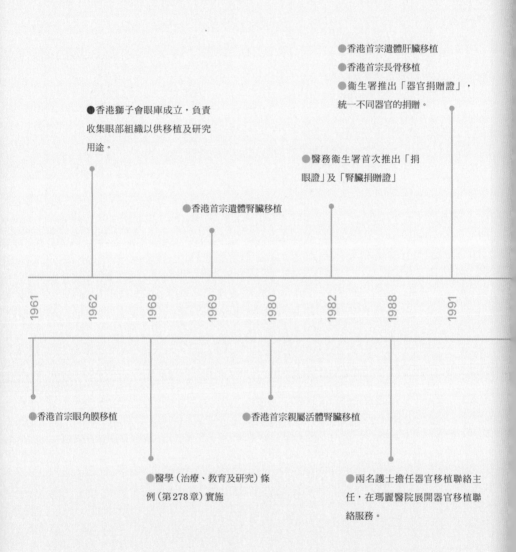

●香港首宗遺體肝臟移植

●香港首宗長骨移植

●衛生署推出「器官捐贈證」，
統一不同器官的捐贈。

●香港獅子會眼庫成立，負責
收集眼部組織以供移植及研究
用途。

●醫務衞生署首次推出「捐
眼證」及「腎臟捐贈證」

●香港首宗遺體腎臟移植

1961　1962　1968　1969　1980　1982　1988　1991

●香港首宗眼角膜移植　　　　●香港首宗親屬活體腎臟移植

●醫學（治療、教育及研究）條
例（第278章）實施

●兩名護士擔任器官移植聯絡主
任，在瑪麗醫院展開器官移植聯
絡服務。

●首宗案例　　●非政府組織　　●法例　　●政府／法定機構

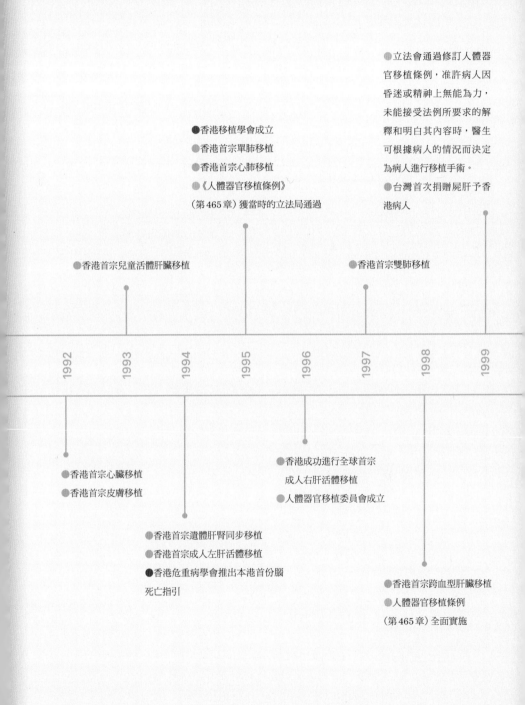

●立法會通過修訂人體器
官移植條例，准許病人因
昏迷或精神上無能為力，
未能接受法例所要求的解
釋和明白其內容時，醫生
可根據病人的情況而決定
為病人進行移植手術。
●台灣首次捐贈屍肝予香
港病人

●香港移植學會成立
●香港首宗單肺移植
●香港首宗心肺移植
●《人體器官移植條例》
（第465章）獲當時的立法局通過

●香港首宗兒童活體肝臟移植

●香港首宗雙肺移植

1992　1993　1994　1995　1996　1997　1998　1999

●香港首宗心臟移植
●香港首宗皮膚移植

●香港成功進行全球首宗
成人右肝活體移植
●人體器官移植委員會成立

●香港首宗遺體肝腎同步移植
●香港首宗成人左肝活體移植
●香港危重病學會推出本港首份腦
死亡指引

●香港首宗跨血型肝臟移植
●人體器官移植條例
（第465章）全面實施

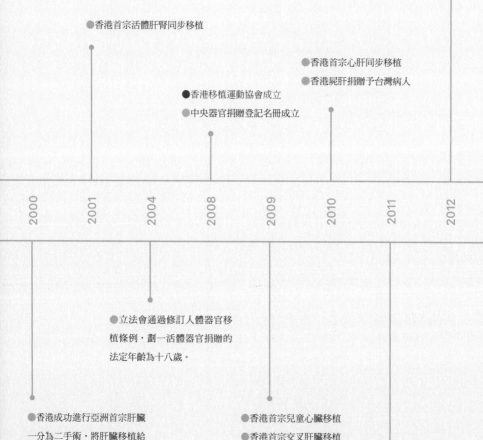

●香港首屆器官移植
　及透析人士運動會

●香港首宗活體肝腎同步移植

●香港首宗心肝同步移植
●香港屍肝捐贈予台灣病人

●香港移植運動協會成立
●中央器官捐贈登記名冊成立

| 2000 | 2001 | 2004 | 2008 | 2009 | 2010 | 2011 | 2012 |

●立法會通過修訂人體器官移
　植條例，劃一活體器官捐贈的
　法定年齡為十八歲。

●香港成功進行亞洲首宗肝臟
　一分為二手術，將肝臟移植給
　兩名成人。
●眼庫的眼部組織捐獻及分配
　服務脫離非政府組織運作模
　式，納入醫院管理局體系。

●香港首宗兒童心臟移植
●香港首宗交叉肝臟移植

●「生命‧愛」花園開幕，向器官
　捐贈者及家人致敬。

●首宗案例　　●非政府組織　　●法例　　●政府／法定機構

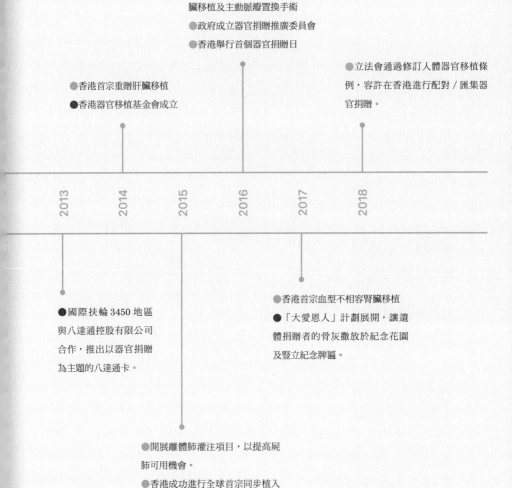

●香港成功進行亞洲首宗同步肝
臟移植及主動脈瓣置換手術
●政府成立器官捐贈推廣委員會
●香港舉行首個器官捐贈日

●立法會通過修訂人體器官移植條
例，容許在香港進行配對／匯集器
官捐贈。

●香港首宗重贈肝臟移植
●香港器官移植基金會成立

2013　　2014　　2015　　2016　　2017　　2018

●國際扶輪 3450 地區
與八達通控股有限公司
合作，推出以器官捐贈
為主題的八達通卡。

●香港首宗血型不相容腎臟移植
●「大愛恩人」計劃展開，讓遺
體捐贈者的骨灰撒放於紀念花園
及豎立紀念牌匾。

●開展離體肺灌注項目，以提高屍
肺可用機會。
●香港成功進行全球首宗同步植入
左右葉雙肝活體移植

附錄二：器官捐贈流程圖

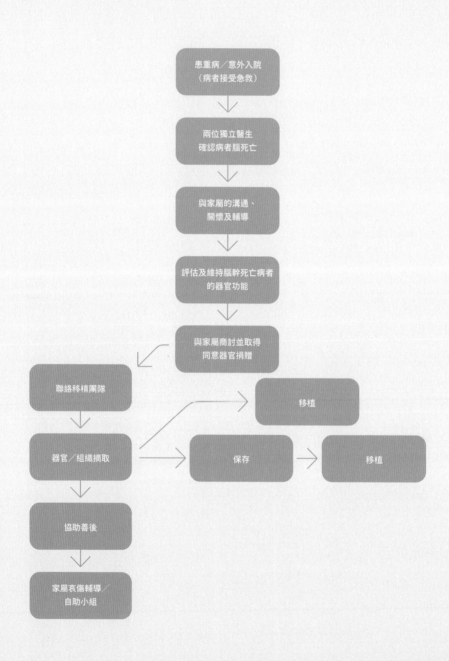

患重病／意外入院
（病者接受急救）

↓

兩位獨立醫生
確認病者腦死亡

↓

與家屬的溝通、
關懷及輔導

↓

評估及維持腦幹死亡病者
的器官功能

↓

與家屬商討並取得
同意器官捐贈

聯絡移植團隊

↓

器官／組織摘取

↓

協助善後

↓

家屬哀傷輔導／
自助小組

移植

保存

移植

資料來源：醫院管理局

附錄三：人體器官／組織捐贈用作移植宗數及等候人數

器官／組織	2007	2008	2009	2010	2011	2012	2013	2014	2015	2016	2017	2018	等候人數*
腎臟捐贈													
·由遺體捐贈	58	65	87	74	59	84	70	63	66	60	61	60	2,237
·由活體捐贈	8	12	8	7	8	15	12	16	15	18	17	16	
肝臟捐贈													
·由遺體捐贈	26	26	43	42	30	45	38	36	36	37	40	34	69
·由活體捐贈	41	42	41	53	44	33	34	27	23	36	34	19	
心臟捐贈	5	6	10	13	9	17	11	9	14	12	13	17	51
雙肺捐贈	1	1	2	2	1	3	2	4	13	8	12	6	19
單肺捐贈	0	0	0	0	0	0	2	0	0	1	1	1	
眼角膜捐贈（片數）	198	211	203	250	238	259	248	337	262	276	367	346	274
皮膚捐贈	13	19	17	23	21	6	4	9	10	10	11	10	／
長骨捐贈	1	1	0	6	0	3	3	1	4	1	3	0	／

* 截至 2018 年 12 月 31 日
資料來源：醫院管理局

附錄四：香港最年輕及最年長遺體器官捐贈者年齡

器官		腎臟	肝臟	心臟	肺臟
遺體捐贈者年齡（歲）	最年輕個案	2	2	7	12
	最年長個案	72	84	65	70

資料來源：醫院管理局

—

香港醫務衛生署於1982年推出第一代捐贈證，分別為紙製的「腎臟捐贈證」及「捐眼證」，讓大眾表達支持捐贈器官的意願。

香港醫務衛生署
腎臟捐贈證

本人願意在逝世後捐贈腎臟作移植之用。

捐贈者姓名＿＿＿＿＿＿＿ 簽署＿＿＿＿＿

如果本人逝世，請與下列人士聯絡：

姓　名＿＿＿＿＿＿＿＿＿＿

電話號碼＿＿＿＿＿＿＿＿

腎臟捐贈證

Kidney Donation Card
Medical & Health Department, Hong Kong

I wish to donate my kidneys upon my death for transplantation.

Donor's Name ＿＿＿＿＿＿＿＿＿＿

Signature ＿＿＿＿＿＿＿＿＿＿

In the event of my death, please contact:

Name ＿＿＿＿＿＿＿＿＿＿

Tel. No. ＿＿＿＿＿＿＿＿＿＿

MD 1797

香港醫務衛生署
捐眼證

本人願意在逝世後捐贈角膜作移植之用。

捐贈者姓名＿＿＿＿＿＿＿

簽署＿＿＿＿＿＿＿＿＿＿

身份證／護照號碼＿＿＿＿＿

如果本人逝世，請致電當值眼科醫生。

電話：3－7102111。

捐眼證

Eye Donation Card
Medical and Health Department,
Hong Kong

I wish to donate my eyes upon my death for cornea transplantation.

Donor's Name ＿＿＿＿＿＿＿

Signature ＿＿＿＿＿＿＿＿＿

I.D./Passport No. ＿＿＿＿＿＿

In the event of my death, please contact the Eye Doctor on duty.

Tel. 3-7102111

MD 1893

衞生署於1991年推出「器官捐贈證」，同樣為紙製。此證統一了不同器官的捐贈，大眾可以選擇逝世後捐出所有器官，或註明捐出個別器官。器官捐贈證在推廣器官捐贈之餘，亦帶出將意願告訴家人的信息。

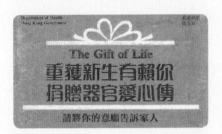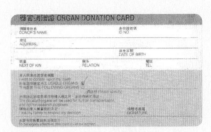

衞生署其後推出另一款紙製器官捐贈證，所填寫的資料及格式與之前相若，設計則改用綠色。（衞生署中央健康教育組提供）

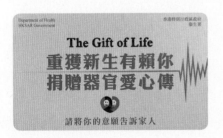

衞生署於2008年推出塑膠製的捐贈證，卡面設有象徵器官捐贈的蝴蝶標記，並簡化所需填寫的資料。此證首次列出可捐贈的器官及組織，供大眾選擇。

衞生署同年推出中央器官捐贈登記名冊，有意捐贈者可透過網上或填寫表格登記。此安排讓與器官捐贈相關的醫護人員及離世者家屬，得悉離世者捐贈器官的意願。

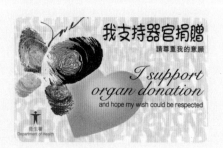
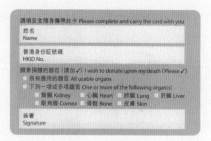

國際扶輪3450地區於2013年與八達通控股有限公司合作，推出以器官捐贈為主題的八達通卡，希望將器官捐贈信息推廣至不同角落，讓市民將支持器官捐贈的意願傳達給家人和朋友。

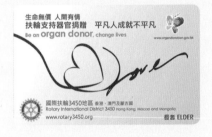
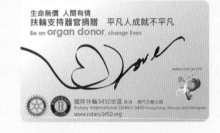

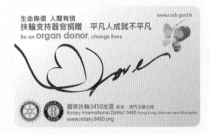

中央器官捐贈登記名冊

有意捐贈器官人士可於衞生署的中央器官捐贈登記名冊登記，以妥善記錄身故後捐贈器官的意願。病人身故後，與器官捐贈相關的醫護人員可透過名冊得悉其捐贈器官的意願，捐贈者家人亦可以知悉離世親人的心願。登記者可在表格選擇捐贈所有適用的器官或個別器官。

登記方法

1. 進入 www.codr.gov.hk 於網上登記；

   或

2. 填妥器官捐贈宣傳單張內登記表格後，可以郵寄或傳真方式提交予衞生署中央器官捐贈登記名冊管理主任。

小貼士：

1. 衞生署會在收到器官捐贈登記表格後，以電話與登記者核實個人資料。

2. 成功於名冊登記成為器官捐贈者後，無須再隨身攜帶器官捐贈證。

政府自1982年起推出不同的器官捐贈證，有意捐贈器官人士可填寫以表達意願。但政府對此未有正式記錄，故有意捐贈者必須隨身攜帶捐贈證。

衞生署於2008年推出中央器官捐贈登記名冊後，政府鼓勵市民於該名冊上登記，以作妥善記錄，讓醫護人員可在相關人士身故後知悉其意願，並告知家人。政府亦建議早年已填寫器官捐贈證的市民，在該名冊作出登記。

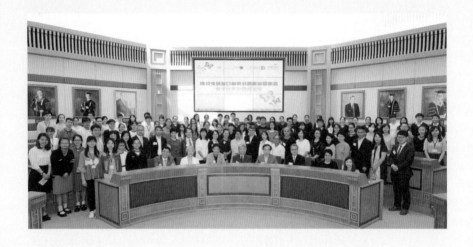

香港浸會大學

香港浸會大學歷史系副教授黃文江博士

黃靖詩	劉栢倫	陳榕燕	邱少玲
彭宇彤	顧志恒	張潔怡	黃敏君
陳詩瑤	鄭錫男	李芷蕙	盧晉明
趙詠嵐	朱泳珊	馬文雅	周愷儀
王倩嫣	余景汶	陳家豪	郭文禮
關明浩	鄧子泓	潘駿賢	王文龍
李美彤	梁頌琪	梁玉霜	陳樂軒
唐凱琳	林恩慈	楊志德	

伊利沙伯中學
洪家明老師

姜梓慧	李首駿	羅葭柔	梁臻熙
鄧曉賢	張永亮	葉櫻喬	劉寶儀
謝汶慧	張心悅	何汶禧	繆曉琦

協恩中學
朱景欣老師

黃愷霖	麥沛盈	蘇靜柔	陳子昕
鄺曉芊	歐穎芝	楊卓諭	羅兆茹
湯念恩	陳珮曦	余樂妍	陳樂琳
廖穎文	姜嘉晴	顏縈蓁	
陳蕙欣	何展晴	梁詠嵐	

華英中學
楊秀鳳副校長

藍心怡	于鼎堯	吳嘉怡	蘇諾晴
林滌昕	陳穎怡	單澤明	何萬曦
吳頌銘	關蔓菁	周雋諾	盧作霖
陸泳豫	婁納虹	洪頌幃	
葉承霖	陳嘉雯	白曉穎	
何嘉穎	梁樂瑤	丘悅	
謝雅雯	黃頤安	沈朗軒	

工作小組

香港器官移植基金會

創會主席何繼良醫生

副主席陳詩正教授

榮譽秘書李智強先生

執行委員謝建菁女士

教育主任邱雅錡女士

發展主任陳思恒女士

香港浸會大學歷史系

副教授黃文江博士

行政助理（拓展及研究）陳瑋君女士

研究生陳冠夫先生

攝影

何偉彤先生

錢宛彤女士

錄影

歐陽邦達先生

鳴謝

食物及衞生局

醫院管理局

衞生署

人體器官移植委員會

香港移植運動協會

香港浸會大學歷史系

協恩中學

華英中學

伊利沙伯中學

愛‧延續──香港器官捐贈及移植口述歷史 50 載

責任編輯：趙寅
設計：陳偉

策劃及編著：香港器官移植基金會
整理及撰文：馬少萍
出版：三聯書店（香港）有限公司
　　　香港北角英皇道 499 號北角工業大廈 20 樓
印刷：美雅印刷製本有限公司
　　　香港九龍觀塘榮業街 6 號 4 樓 A 座
發行：香港聯合書刊物流有限公司
　　　香港新界大埔汀麗路 36 號 3 字樓
版次：2019 年 7 月第一版第一次印刷
規格：特 16 開（148 毫米 x 210 毫米）192 面
國際書號：978-962-04-4488-3

三聯書店
http://jointpublishing.com

JPBooks.Plus
http://jp-books.plus